GEDÄCHTNISTRAINING NACH SCHLAGANFALL

Band 3

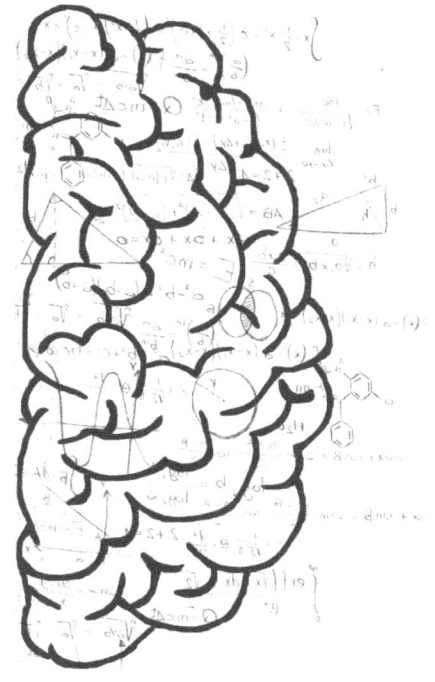

Zahlreiche Studien zeigen, dass für eine gesunde Genesung nach einem Schlaganfall eine Stimulation des geschädigten Gewebes erforderlich ist.

Dieses Buch wurde mit der Absicht erstellt, **die neuronalen Schaltkreise**, die bei einem Schlaganfall häufig geschädigt werden, **wiederherzustellen und zu verbessern**, um ihre Funktion wiederherzustellen und ihre Leistung zu steigern.

Wir werden insbesondere die folgenden Bereiche stärken:

- **Konzentration, logisches Denken und Urteilsvermögen**

- **Kurzzeitgedächtnis**

- **Sprache und Phonetik**

- **räumlich-zeitliche Orientierung und Koordination**

- **Feinmotorik**

DAS BUCH

Dieses Buch, das von mir, einem jungen italienischen Arzt, der in der Neurochirurgie und den Neurowissenschaften arbeitet und studiert, erstellt und herausgegeben wurde, konzentriert sich auf kurze spezifische Maßnahmen zur Erhaltung und Verbesserung der neuronalen Schaltkreise, die durch den akuten vaskulären Insult im zentralen Nervensystem direkt geschädigt werden.

Dies führt nämlich zu einem Sauerstoffmangel im Gehirn aufgrund einer veränderten Durchblutung, was zu einem Funktionsverlust der Zellen in dem betroffenen Bezirk führt.

Wir werden direkt die vielen Fähigkeiten trainieren, die wir täglich brauchen, auch wenn wir uns dessen nicht bewusst sind, mit dem Ziel, sie auf bestmögliche Weise zu **erhalten**, **wiederherzustellen** und zu **verbessern**.

WAS FINDE ICH?

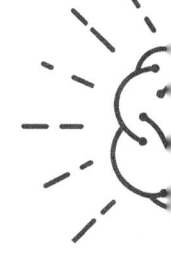

Das Buch ist in mehrere Teile gegliedert, die jeweils thematische Spiele und Aktivitäten für die Genesung nach dem Schlaganfall enthalten.

Es enthält:
- Einbrecher
- Anagramme
- Kreutzworträtsel
- Formen kopieren
- Copy und Paste
- Kreative Ecke
- Folge der Linie
- Wörter/Nummer kopieren
- Labyrinthe
- Merken Sie sich!
- dem Weg folgen

Kreuzworträtsel, Anagramme und die Kreativecke sind alle themenbezogen!

TRAINIEREN SIE IHR GEHIRN,
KONTROLLIEREN SIE IHN, BEFÄHIGEN SIE IHN.
VIEL SPASS!

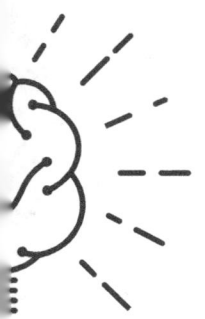

INHALTSVERZEICHNIS

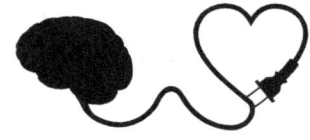

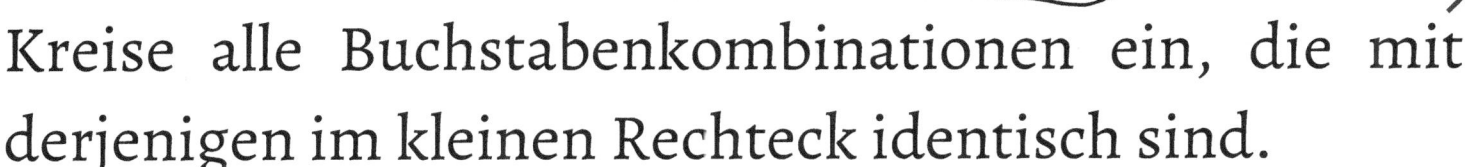

EINBRECHER

Kreise alle Buchstabenkombinationen ein, die mit derjenigen im kleinen Rechteck identisch sind.

arco

arco   aroo   ardo

aroo   ocro   aruo

acro   acra   orma

occo   arco

arco   arco

aroo   oroa

orca   acco

orco

ouoa   arco   orco

EINBRECHER

Kreise alle Buchstabenkombinationen ein, die mit derjenigen im kleinen Rechteck identisch sind.

taw

law   law   taw

alv   yaw   jaw

lav   taw   iow

lov   lav   lav   lov

tav

taw   taw

tor   tav

taw   lav

lor   alv

low

taw   tow

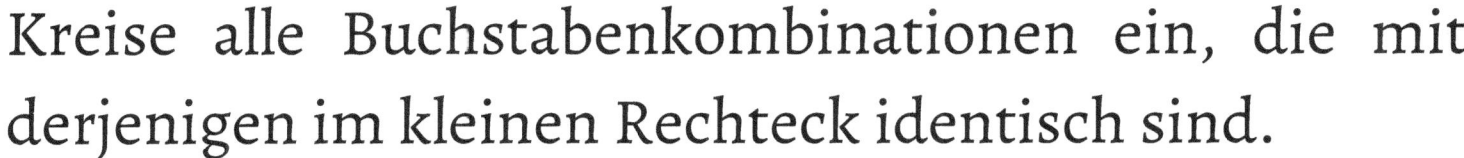

EINBRECHER

Kreise alle Buchstabenkombinationen ein, die mit derjenigen im kleinen Rechteck identisch sind.

flop

flad flag daf

fad

flab

flod flag

flod

flop

flop fop

fald

flod flog

fold flop

flop

fdol

flip flop

folb

EINBRECHER

Kreise alle Buchstabenkombinationen ein, die mit derjenigen im kleinen Rechteck identisch sind.

coin

cion   coin   coon

cion

coon

ciin   coin

coim

cion

ciin

coin

cain

coon

coon

ciin

coin

coin   ciam

coim

EINBRECHER

Kreise alle Buchstabenkombinationen ein, die mit derjenigen im kleinen Rechteck identisch sind.

onda

enda

ando

onba

omco   onda   onbo

onda   omda   ando

ando

enda   odna   onda

adno

ando

onda   onna   onda

odna

EINBRECHER

Kreise alle Nummerkombinationen ein, die mit derjenigen im kleinen Rechteck identisch sind.

313

818   333

813   318

        313   318

333   133

          318

    316

      813

818   213

    313   813

313   313

818   813

318   318

    318   313

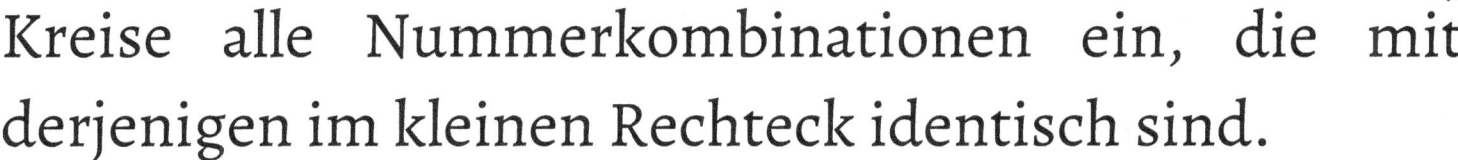

EINBRECHER

Kreise alle Nummerkombinationen ein, die mit derjenigen im kleinen Rechteck identisch sind.

1452

1321   1321   1452

1452   1321   1332

1332   1321   1312

1452   1321   1332

1452   1332   1312

1312   1321   1332

EINBRECHER

Kreise alle Nummerkombinationen ein, die mit derjenigen im kleinen Rechteck identisch sind.

223

233   232   233

228   223   228

223   323

232

228   228   233

223

233   232

323

223   223

233

228   228

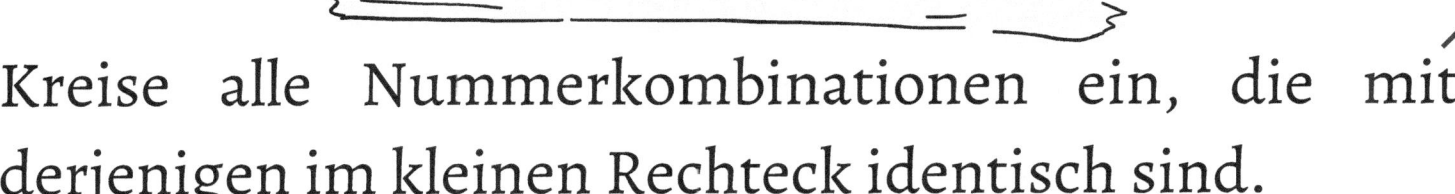

EINBRECHER

Kreise alle Nummerkombinationen ein, die mit derjenigen im kleinen Rechteck identisch sind.

826

682

6325

829

286

826

826

682

286

268

826

862

822

822

866

826

865

852

826

856

13

EINBRECHER

Kreise alle Nummerkombinationen ein, die mit derjenigen im kleinen Rechteck identisch sind.

696

669   696

669

969

2375

969

996   699

969

969

696

696

969

669   699

669

696

696

996 699

669 969

ANAGRAMME

Ordnen Sie die Buchstaben so an, dass sie vollständige Wörter bilden. Schreiben Sie sie dann auf die rechte Seite der Tabelle.

Bayern

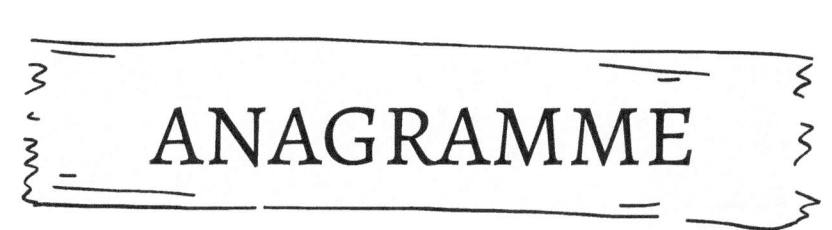

ÜMCEHNN	
SBGUAURG	
RÜNNGREB	
LOGINASTDT	
ADIU	
WBM	
FNES	
SSIEWUTSRW	

ANAGRAMME

Ordnen Sie die Buchstaben so an, dass sie vollständige Wörter bilden.

Baden-Württemberg

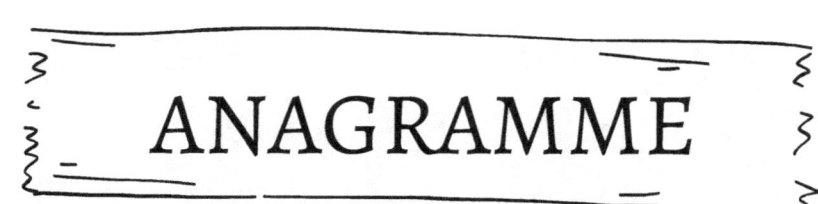

IERFUGRB	
REGLEBDIEH	
NAMNEIHM	
GTTUTARST	
ÜINBTENG	
ROSHCEP	
ERMCDEES-EZNB	
ÄZTLESP	

ANAGRAMME

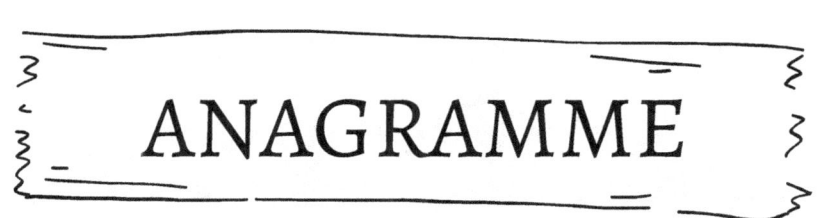

Ordnen Sie die Buchstaben so an, dass sie vollständige Wörter bilden.

Nordrhein Westfalen

ÖNLK	
SESNE	
UNTORDMD	
UCHOBM	
ÜMTERSN	
NONB	
SSÜDOFRDEL	
HRIEN	

ANAGRAMME

Ordnen Sie die Buchstaben so an, dass sie vollständige Wörter bilden.

berühmte Personen

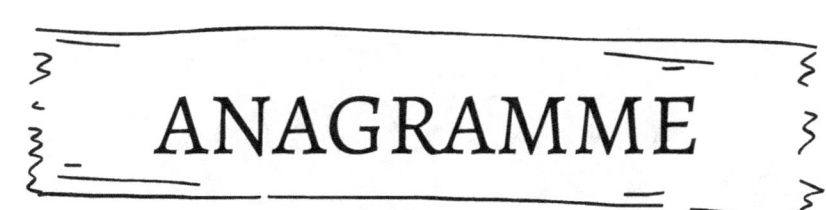

LMREEK	
STINENEI	
VNO ARIBSKM	
NVEEHTOEB	
GEETHO	
UOHG BSSO	
CCHEHMRAUS	
RAMX	

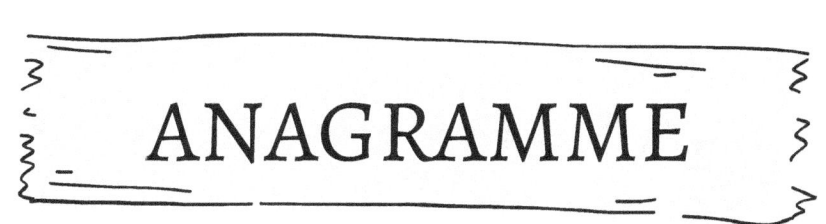

ANAGRAMME

Ordnen Sie die Buchstaben so an, dass sie vollständige Wörter bilden.

Gerichte

TUSTBRARW	
RKUATUAERS	
LÄTSZPE	
UCYURUWSTR	
STLCEIZHN	
KFUAERLFRTOFPEF	
DOLREUAN	
TEISRROTHKC	

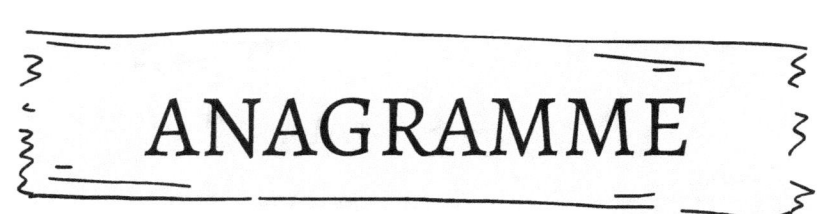

ANAGRAMME

Ordnen Sie die Buchstaben so an, dass sie vollständige Wörter bilden.

in Berlin

MOD	
UAMER	
TSMNUFRREHE	
PNTIOSYIMADAOL	
BDARNRENBEGRU ORT	
IAGHTCESR	
KATERENRNDMGAM	

ANAGRAMME

Ordnen Sie die Buchstaben so an, dass sie vollständige Wörter bilden.

Wälder

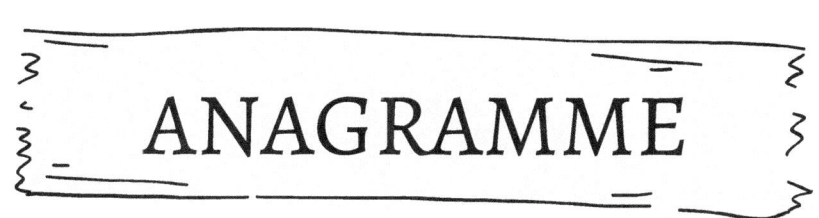

DRWAWASLZHC	
TMRÜZI	
ÄEBSHCSWHCI BLA	
YRBESHAERIC DWAL	
BIEESCYRAH NELPA	
DUSALNREA	
OEALDDNW	

ANAGRAMME

Ordnen Sie die Buchstaben so an, dass sie vollständige Wörter bilden.

Musik

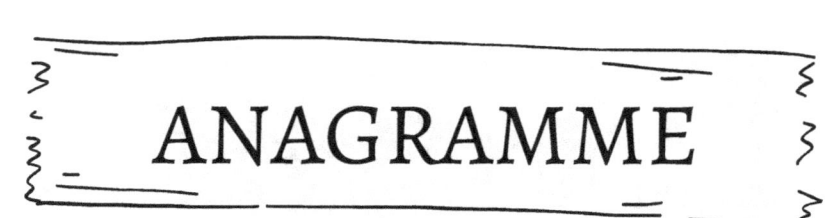

BOENTHEEV	
AHCB	
NMSAHCNU	
ARNEGW	
SRSAUTS	
SRBMAH	
MRIZME	
IAERSK	

ANAGRAMME

Ordnen Sie die Buchstaben so an, dass sie vollständige Wörter bilden.

Unternehmen

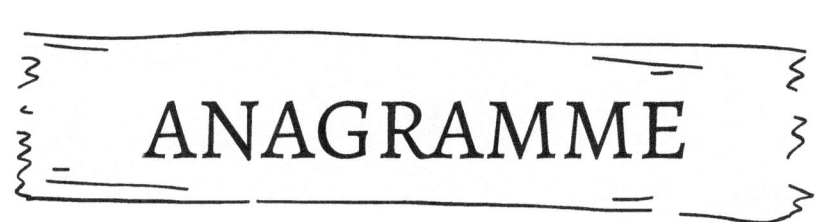

EOWALNVKGS	
COBHS	
ECTHUSDE AHNB	
EESSNIM	
KOEETML	
LAFSNTAHU	
SCUEHTED SPTO	
WERE	

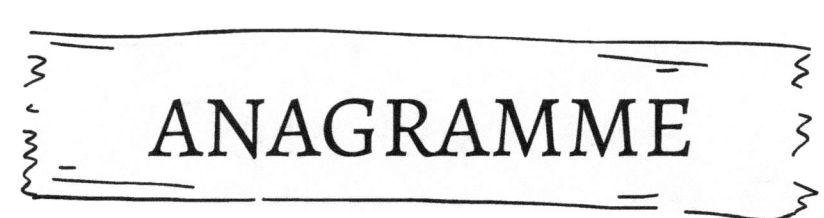

ANAGRAMME

Ordnen Sie die Buchstaben so an, dass sie vollständige Wörter bilden.

Städte

IRNBEL	
SUURIGDB	
UGMBARH	
VNHEANOR	
EKLI	
IEZPIGL	
GGÖNTNTIE	
KAURFTRNF	

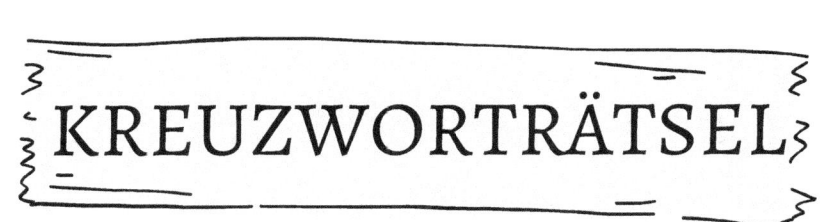

KREUZWORTRÄTSEL

Finde die versteckten Wörter! Sie sind in alle Richtungen angeordnet.

Y	T	V	X	E	P	E	N	V	W	P
U	F	Z	B	K	W	B	L	Y	U	U
W	L	O	K	F	D	I	W	W	R	L
L	E	A	I	S	V	E	E	G	S	S
P	I	W	B	G	W	R	I	V	T	F
D	S	Ö	R	O	A	A	N	S	W	C
F	C	L	P	Y	N	I	Q	M	I	Z
X	H	M	W	A	L	V	A	D	A	V
P	O	W	B	L	S	Z	V	L	K	I
K	N	K	N	C	V	T	W	P	S	D
I	S	U	E	M	X	O	A	S	W	R

BIER   FLEISCH   WURST

PASTA   WEIN   ÖL

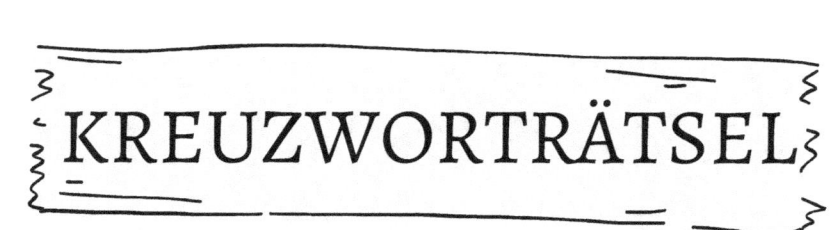

KREUZWORTRÄTSEL

Finde die versteckten Wörter! Sie sind in alle Richtungen angeordnet.

I	X	L	Y	Q	H	P	V	U	J	M
M	T	C	G	Y	W	F	S	N	E	C
D	G	Q	G	Z	U	W	I	N	D	P
Z	U	A	C	K	F	U	S	A	M	L
C	Q	P	Y	R	L	K	C	G	Q	M
C	J	N	W	A	S	O	N	N	E	N
P	S	T	R	A	N	D	P	Z	V	C
V	Z	S	R	W	I	C	T	V	J	I
R	X	X	H	I	T	Z	E	L	J	J
X	H	M	E	E	R	R	A	J	U	A
K	K	X	K	L	I	P	P	E	R	C

HITZE   MEER   STRAND

KLIPPE   SONNE   WIND

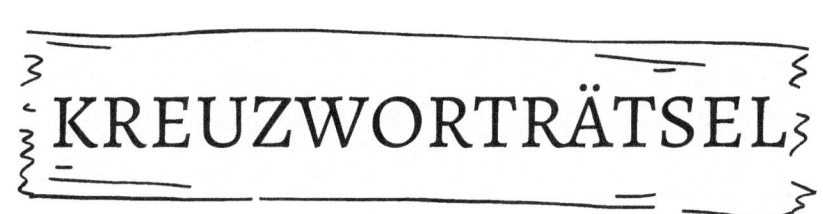

KREUZWORTRÄTSEL

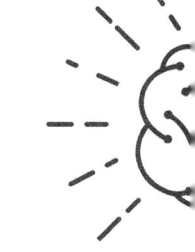

Finde die versteckten Wörter! Sie sind in alle Richtungen angeordnet.

P	I	S	T	E	G	V	B	H	S	F
A	D	V	A	R	G	J	A	N	K	B
K	Q	W	L	V	E	G	Y	M	W	Y
A	P	Z	O	M	B	K	E	P	P	D
L	Q	P	N	D	I	P	R	E	R	W
T	N	A	C	S	R	O	N	A	J	S
Q	X	R	L	F	G	M	X	C	U	I
E	E	L	I	P	E	B	C	S	K	I
Q	D	I	A	E	E	Z	A	Z	G	P
E	I	I	O	O	M	N	U	F	V	Y
A	B	C	J	H	L	X	U	R	O	U

ALPEN	GEBIRGE	PISTE
BAYERN	KALT	SKI

27

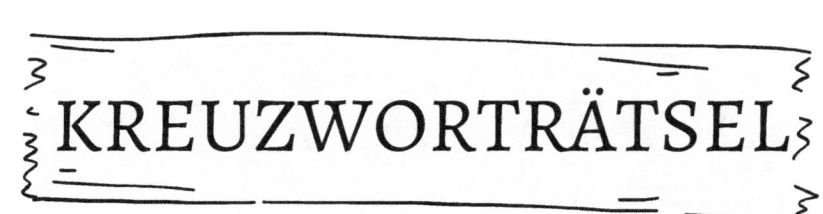

KREUZWORTRÄTSEL

Finde die versteckten Wörter! Sie sind in alle Richtungen angeordnet.

D	R	E	S	D	E	N	J	V	A	G
G	E	K	A	R	L	S	R	U	H	E
H	Z	E	C	D	E	R	F	U	R	T
C	F	N	B	E	E	I	L	B	Q	V
U	L	M	C	Z	R	R	T	D	B	G
K	R	V	L	O	L	Q	H	E	C	P
T	W	H	H	P	A	S	J	S	G	R
P	N	C	X	X	N	C	Y	S	V	I
T	Y	I	J	P	G	L	D	E	D	D
I	V	O	I	F	E	C	R	N	K	F
S	K	B	W	G	N	W	X	H	B	C

DRESDER   ERLANGEN   KARLSRUHE

ERFURT   ESSEN   ULM

KREUZWORTRÄTSEL

Finde die versteckten Wörter! Sie sind in alle Richtungen angeordnet.

Z	G	K	X	L	S	E	N	F	W	S
Y	C	A	Z	I	W	U	R	S	T	A
M	K	S	H	C	J	A	I	S	W	L
Y	C	A	R	Y	W	Z	M	X	R	A
K	D	I	R	A	H	P	W	A	N	T
X	R	C	M	T	G	N	R	D	D	Q
E	Z	A	X	M	O	O	L	I	J	U
Z	E	D	U	Q	R	F	U	Z	H	I
K	R	X	L	T	R	M	F	T	O	A
J	I	I	V	B	D	A	V	E	R	T
L	G	G	X	Y	F	J	H	R	L	D

KARTOFFEL   RAGOUT   SENF

KRAUT   SALAT   WURST

KREUZWORTRÄTSEL

Finde die versteckten Wörter! Sie sind in alle Richtungen angeordnet.

K	C	V	S	U	B	O	W	D	K	F
C	H	Q	T	D	F	Y	I	Q	Ö	M
N	I	C	E	H	S	W	K	B	N	Ü
Y	E	R	I	B	V	B	Y	E	I	R
N	M	C	N	P	M	M	Q	I	G	I
F	S	Y	H	W	F	R	J	B	S	T
I	E	P	U	D	B	P	X	S	S	Z
F	E	K	D	X	U	V	T	E	E	N
A	A	J	E	L	P	W	T	E	E	I
T	F	Y	R	W	E	V	B	O	Z	M
B	O	D	E	N	S	E	E	W	T	J

BODENSEE   EIBSEE   MÜRITZ

CHIEMSEE   KÖNIGSSEE   STEINHUDER

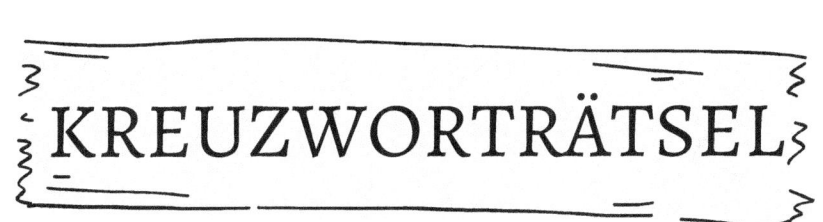

KREUZWORTRÄTSEL

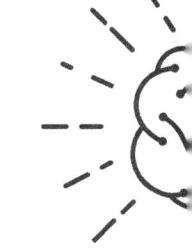

Finde die versteckten Wörter! Sie sind in alle Richtungen angeordnet.

W	F	L	K	W	K	U	D	Y	W	I
Z	R	A	K	M	T	F	V	K	E	B
W	A	N	W	V	U	T	K	Q	I	R
I	N	D	T	I	W	T	Y	L	S	A
V	K	J	C	D	E	Y	H	T	S	T
G	F	Ä	I	G	A	N	M	J	W	W
B	U	G	N	N	X	D	E	U	U	U
F	R	E	F	L	A	Q	S	R	R	R
D	T	R	N	F	A	Q	H	U	S	S
L	E	B	E	R	W	U	R	S	T	T
U	R	X	Y	F	L	P	X	O	K	H

BRATWURST   FRANKFURTER   WEISSWURST

LANDJÄGER   WIENER   LEBERWURST

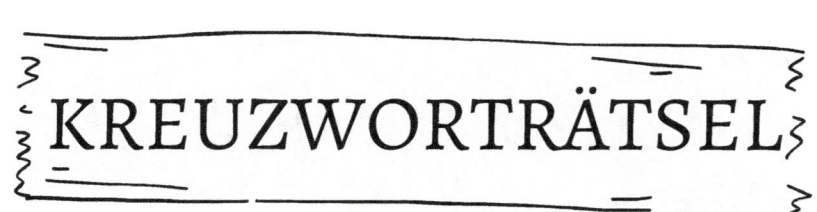

KREUZWORTRÄTSEL

Finde die versteckten Wörter! Sie sind in alle Richtungen angeordnet.

G	B	L	U	M	E	N	K	O	H	L
J	T	B	R	O	K	K	O	L	I	H
O	W	C	W	O	U	U	V	B	C	N
I	Q	S	H	I	D	N	S	D	V	A
D	J	O	L	S	L	H	J	E	P	N
L	I	Q	V	A	C	D	D	G	F	S
N	S	C	M	J	N	N	K	M	W	S
R	C	W	E	I	S	S	K	O	H	L
Y	N	H	I	P	J	E	E	P	H	Q
W	W	I	R	S	I	N	G	P	N	L
J	R	O	S	E	N	K	O	H	L	R

BLUMENKOHL   ROSENKOHL   WILDKOHL

BROKKOLI   WEISSKOHL   WIRSING

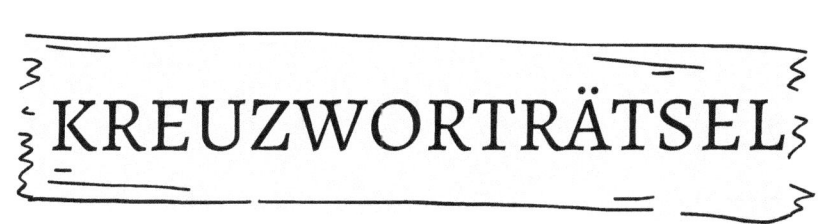 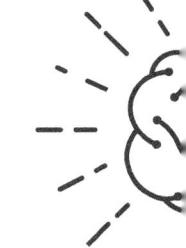

KREUZWORTRÄTSEL

Finde die versteckten Wörter! Sie sind in alle Richtungen angeordnet.

T	O	P	B	M	Y	M	P	V	D	N
M	M	M	I	M	T	F	Q	Z	D	Q
S	A	P	E	A	D	C	W	F	V	L
S	S	V	R	R	R	N	H	F	T	D
N	F	C	S	O	U	J	X	S	I	Z
C	I	X	U	N	B	B	V	X	I	F
L	S	L	P	E	H	A	I	A	Q	O
P	C	Z	P	N	W	P	R	R	X	M
K	H	R	E	T	T	I	C	H	O	U
Y	Z	E	R	B	S	E	N	P	V	X
B	R	E	Z	E	N	O	U	M	D	J

BIERSUPPE	ERBSEN	RETTICH
BREZEN	MARONEN	OMAS FISCH

33

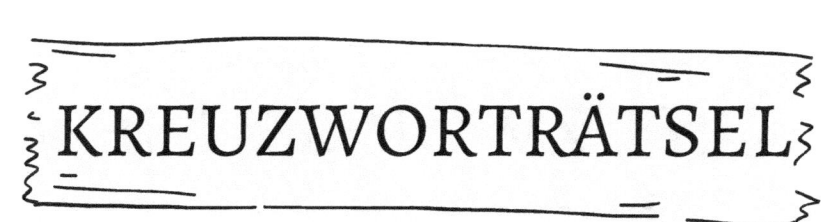

KREUZWORTRÄTSEL

Finde die versteckten Wörter! Sie sind in alle Richtungen angeordnet.

C	E	G	O	D	E	R	G	S	F	G
A	G	K	H	E	U	D	S	K	P	F
C	R	U	S	W	E	S	E	R	Q	W
Q	B	A	B	B	X	V	A	E	U	Y
W	U	D	O	N	A	U	V	K	C	U
H	R	A	L	O	B	B	L	E	I	M
P	A	H	Y	S	J	A	S	Z	U	Y
Q	E	U	E	B	P	R	R	F	J	S
V	I	L	J	I	D	R	W	X	H	W
P	V	F	B	D	N	A	E	E	Y	H
R	L	Q	Z	E	B	K	Q	E	V	F

DONAU   ODER   SPREE

ELBE   RHEIN   WESER

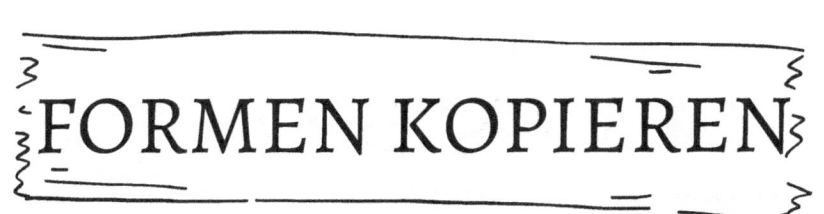

FORMEN KOPIEREN

Schau dir die oben gezeichneten Formen an und kopiere sie in die entsprechenden Kästchen.

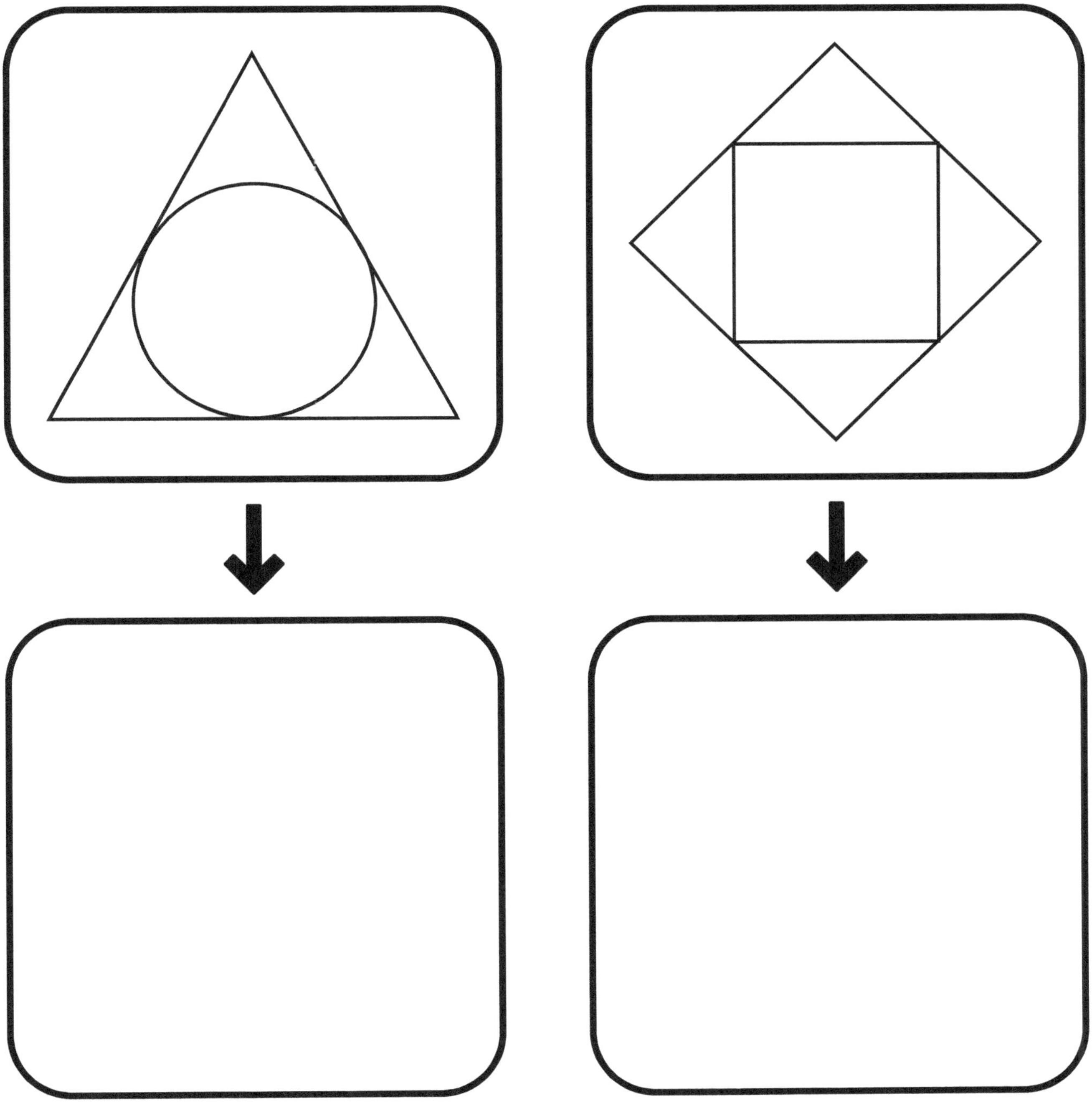

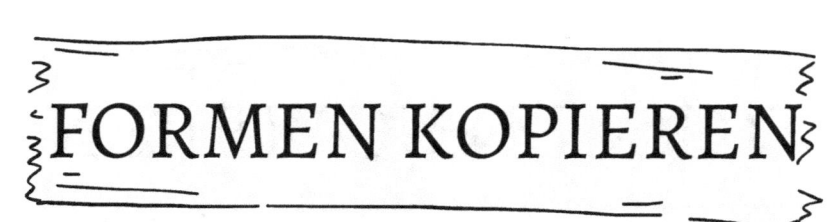

FORMEN KOPIEREN

Schau dir die oben gezeichneten Formen an und kopiere sie in die entsprechenden Kästchen.

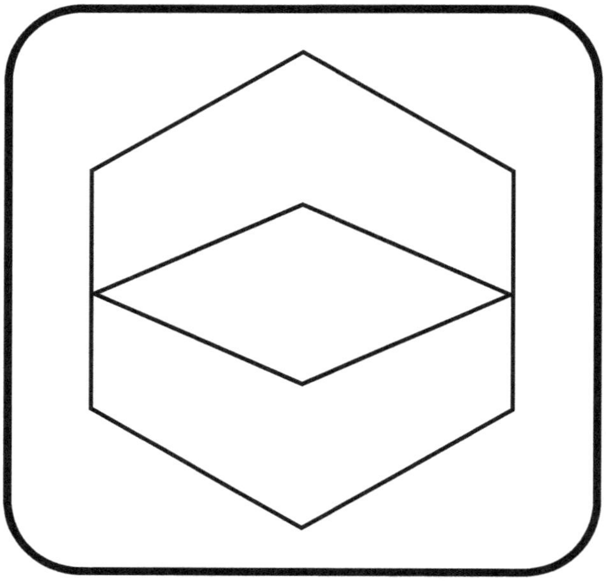

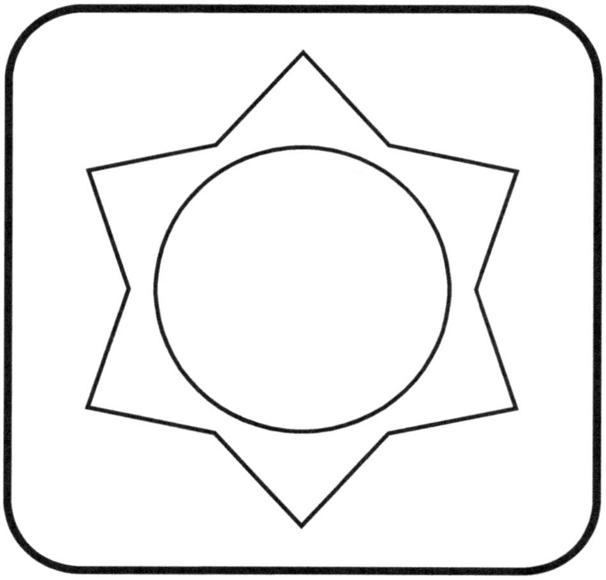

FORMEN KOPIEREN

Schau dir die oben gezeichneten Formen an und kopiere sie in die entsprechenden Kästchen.

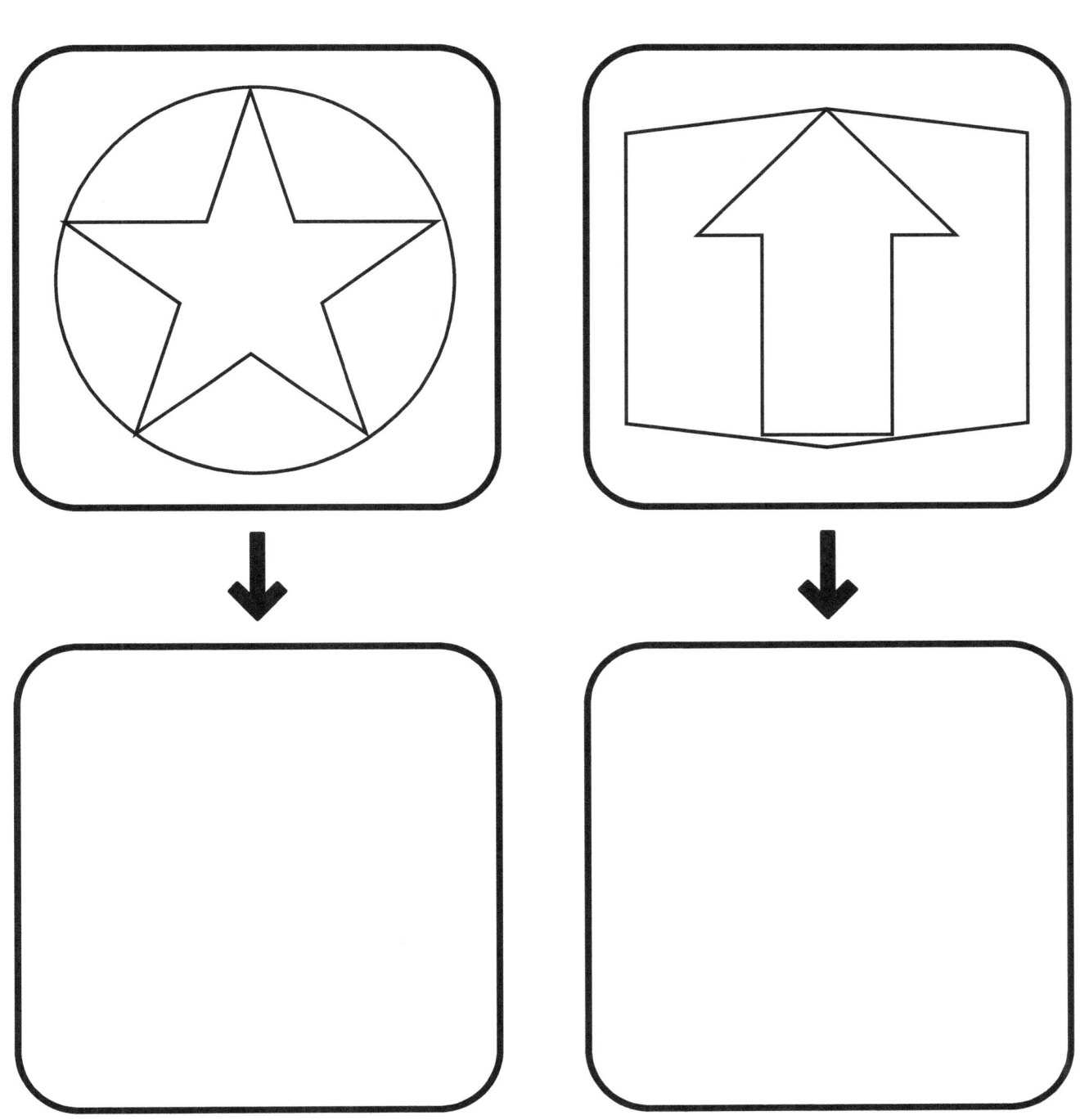

FORMEN KOPIEREN

Schau dir die oben gezeichneten Formen an und kopiere sie in die entsprechenden Kästchen.

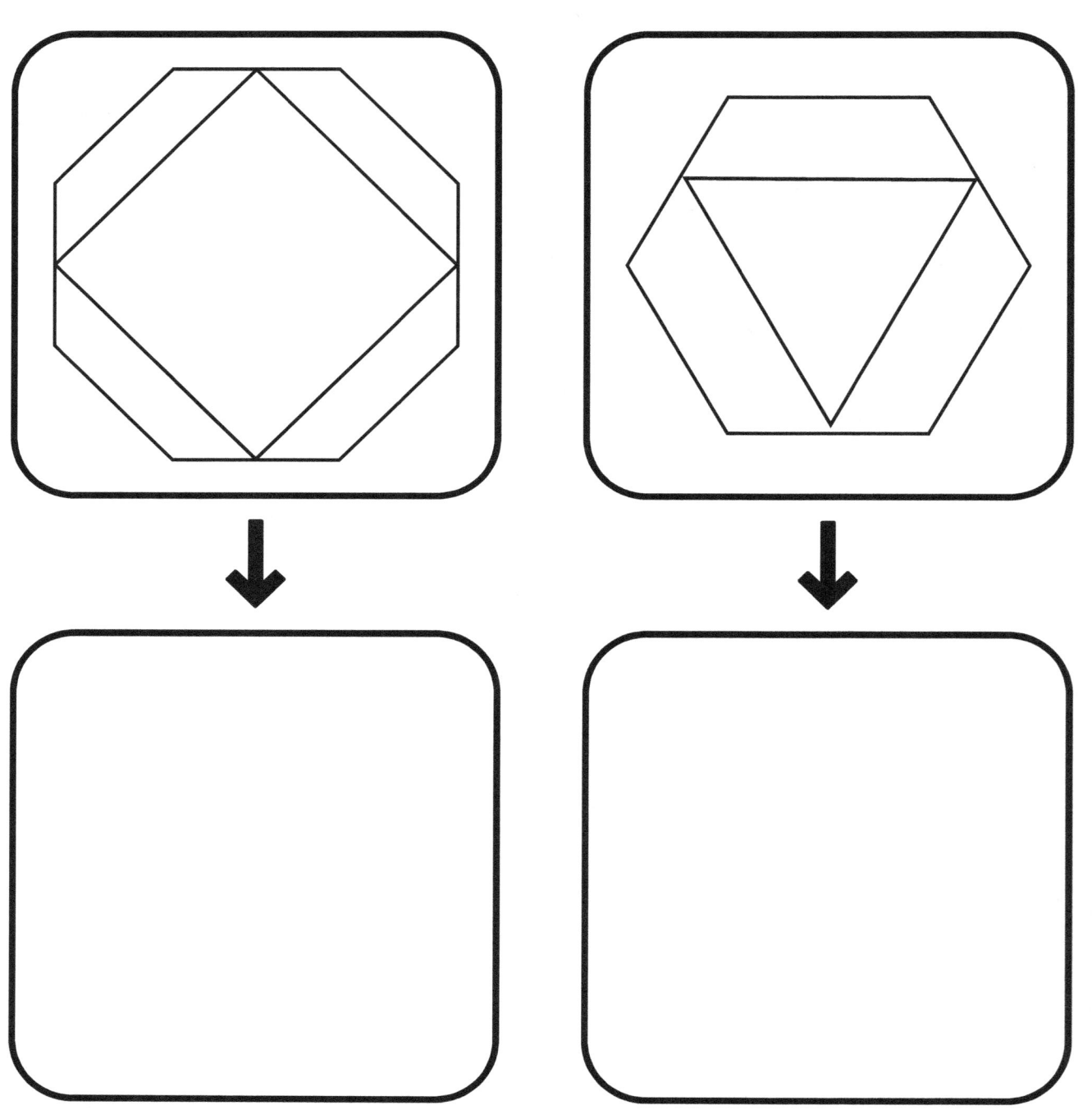

FORMEN KOPIEREN

Schau dir die oben gezeichneten Formen an und kopiere sie in die entsprechenden Kästchen.

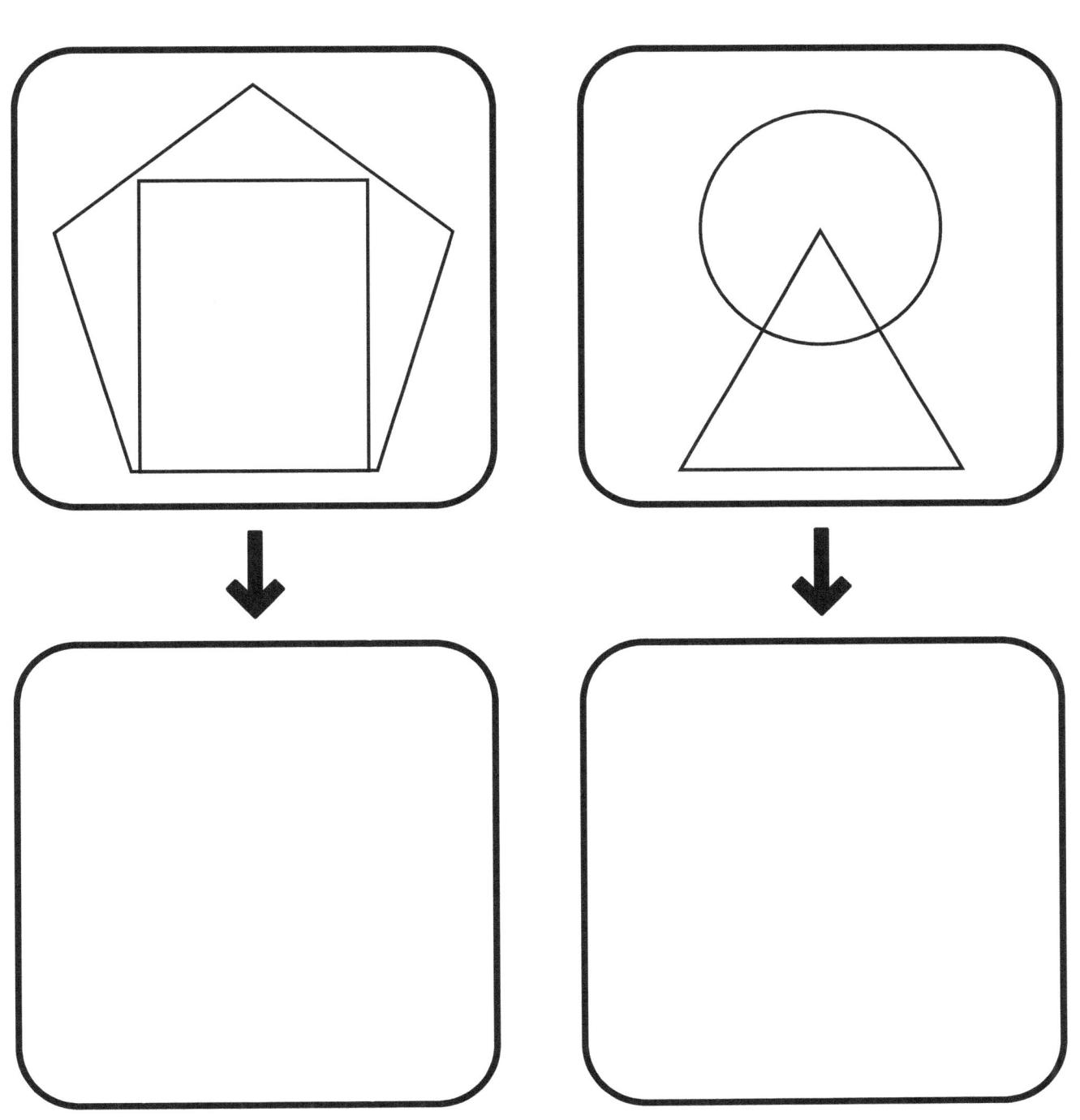

COPY UND PASTE

Schneide die Figuren auf der nächsten Seite aus und klebe sie auf die Figuren auf dieser Seite. Die beiden müssen immer übereinstimmen!

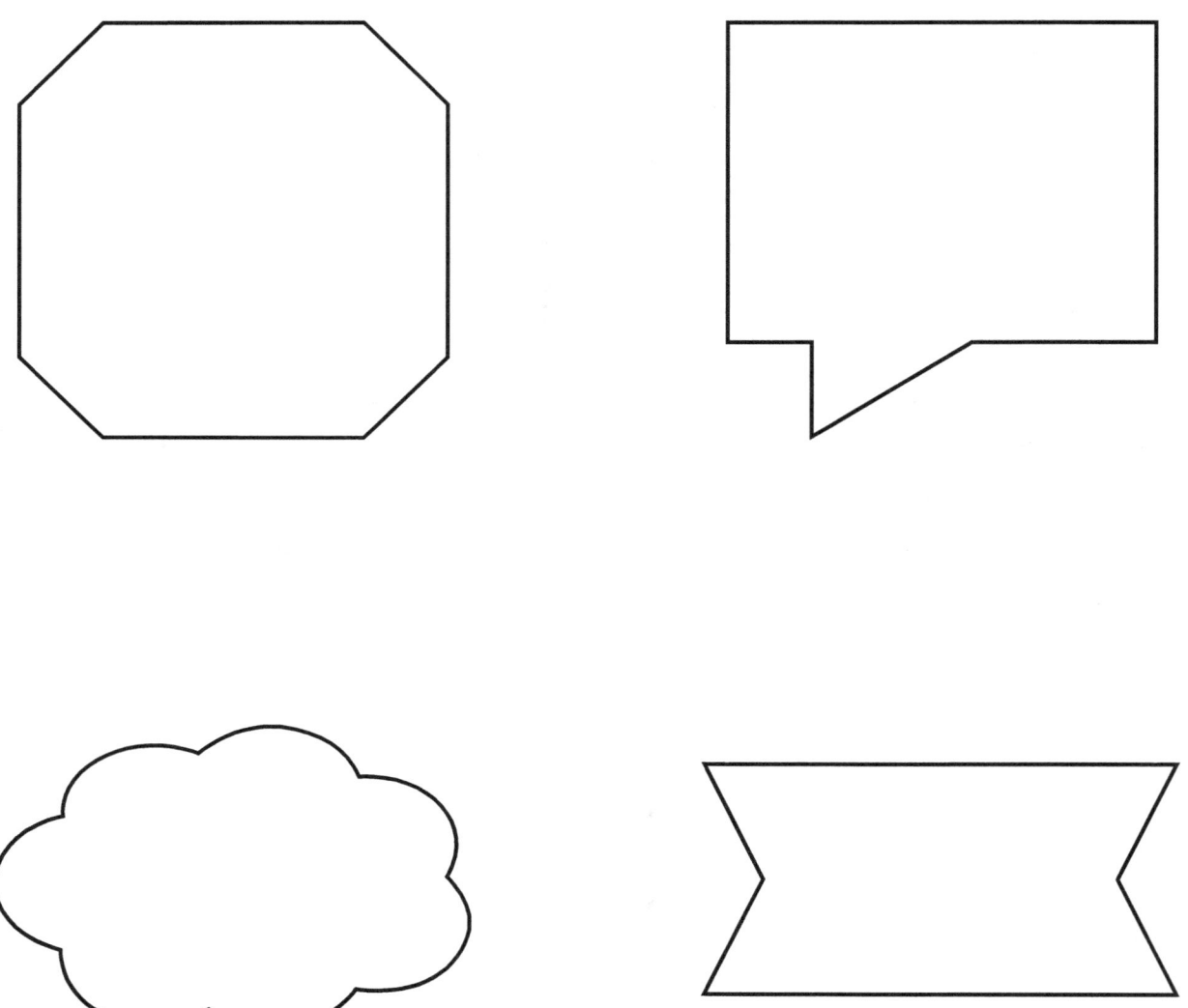

COPY UND PASTE

Schneide nun diese Figuren aus. Sie müssen immer mit denen auf der vorherigen Seite übereinstimmen!

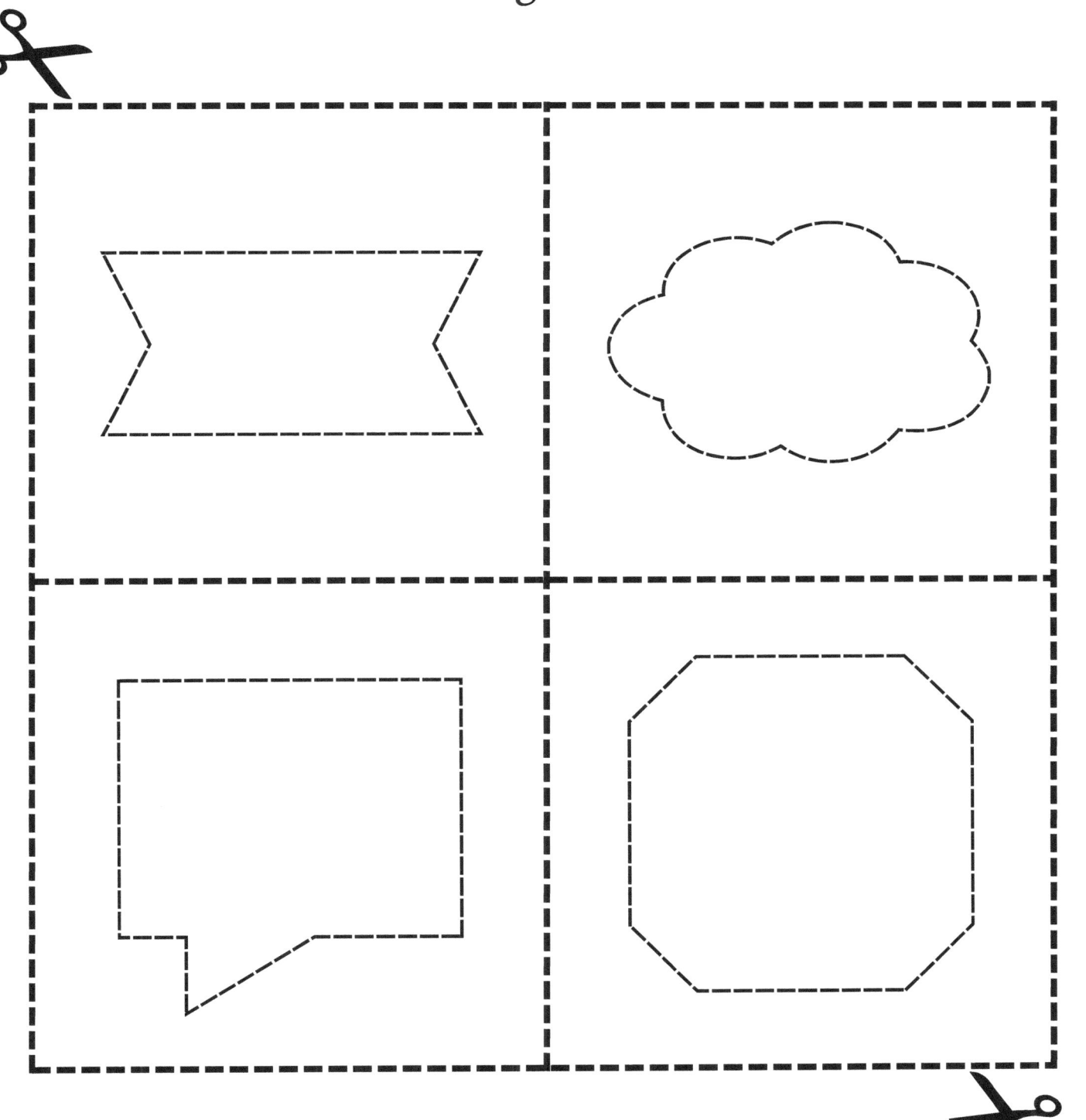

Diese Seite ist leer, um das richtige Ausschneiden der Figuren auf der vorherigen Seite zu ermöglichen.
Weiter geht's!

KREATIVE ECKE

Lass deiner Fantasie freien Lauf und entspanne dich. Male die folgenden Bilder aus und zeichne mehr, wenn du Lust hast.

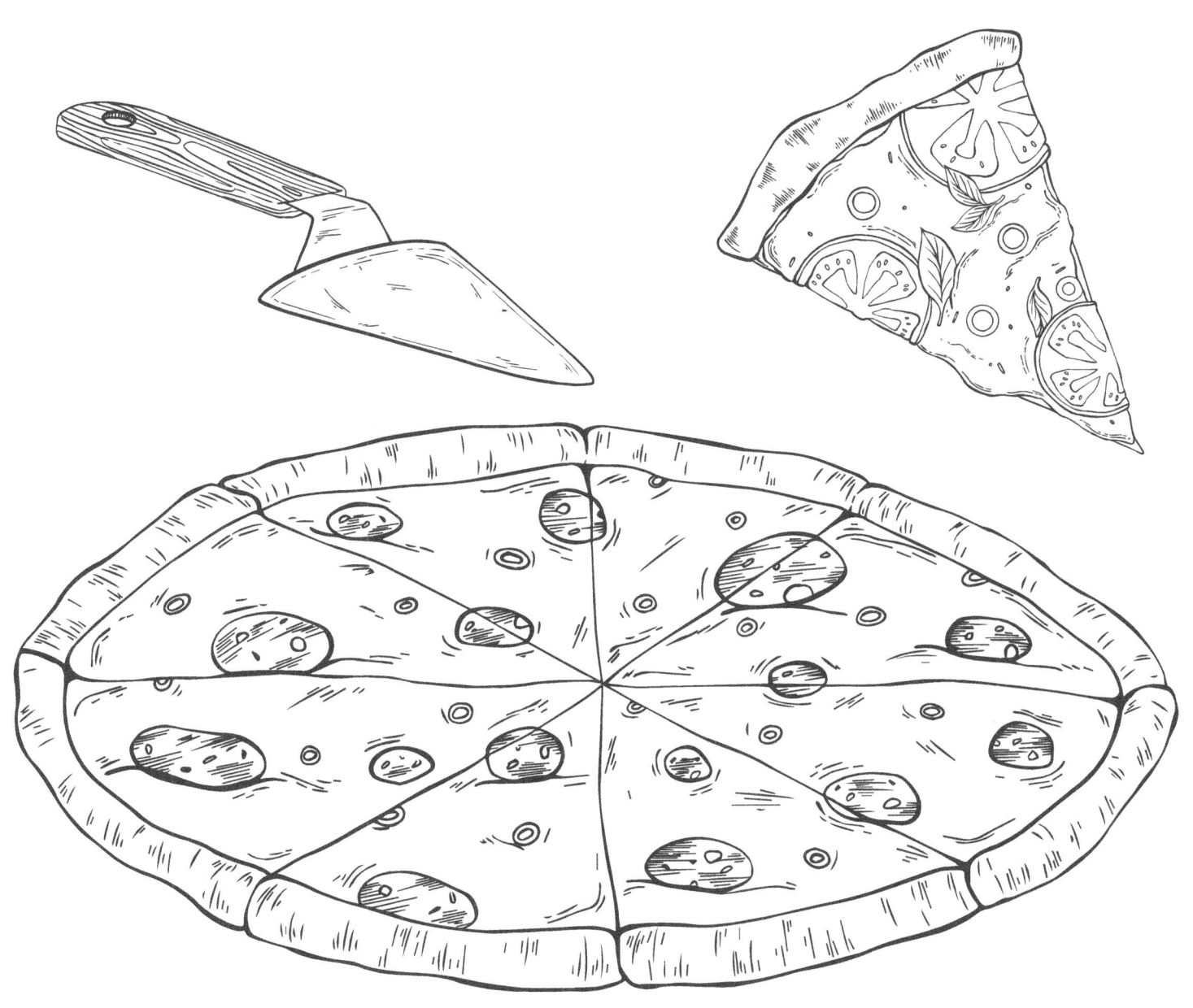

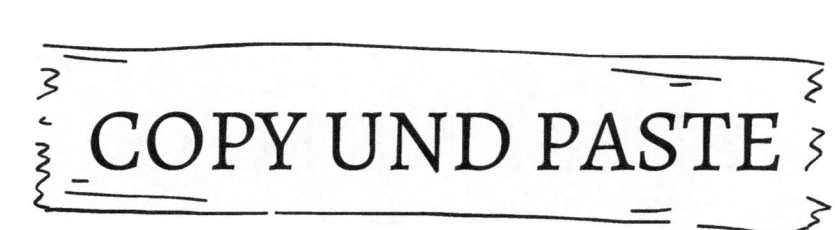

COPY UND PASTE

Schneide die Figuren auf der nächsten Seite aus und klebe sie auf die Figuren auf dieser Seite. Die beiden müssen immer übereinstimmen!

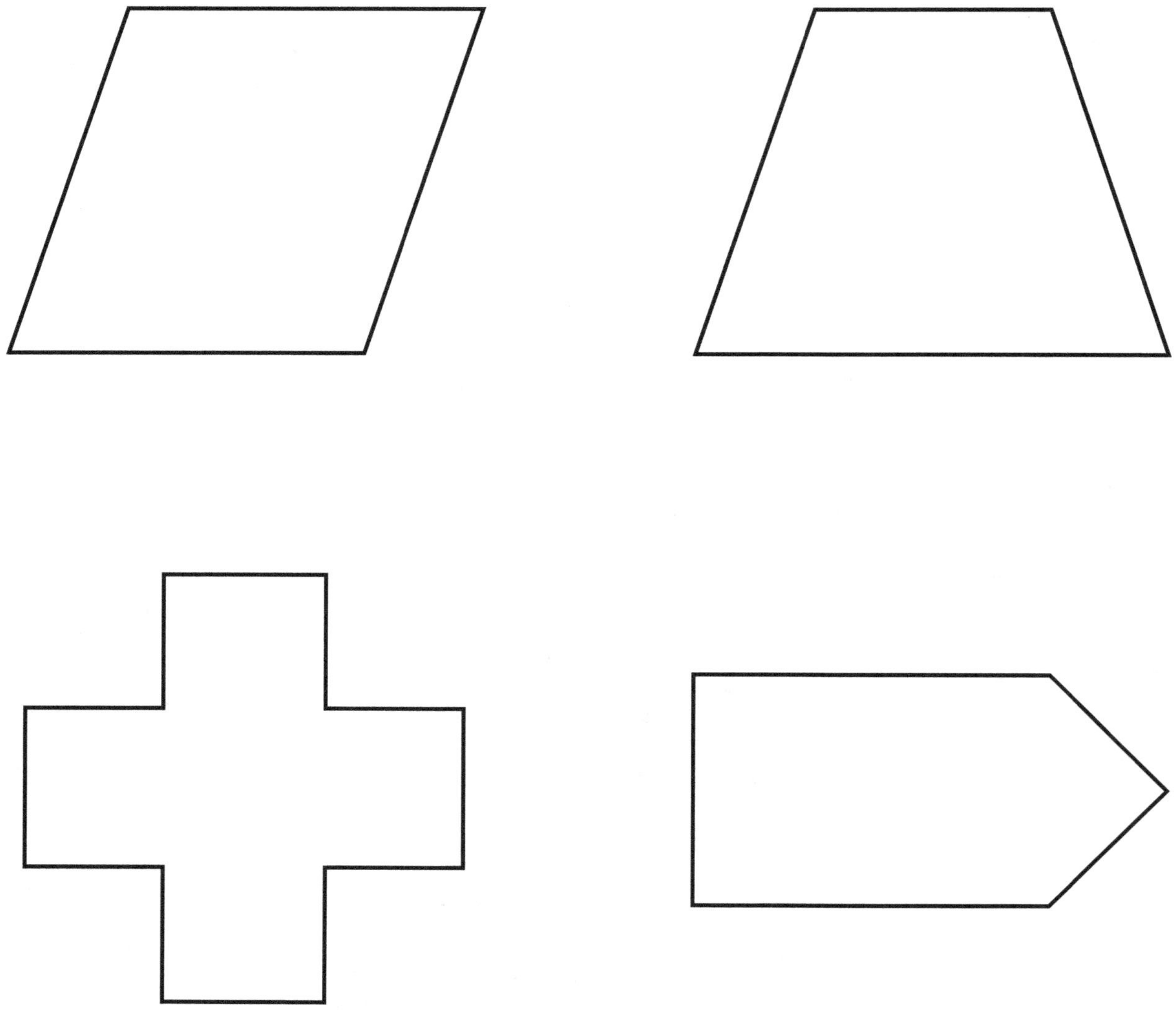

COPY UND PASTE

Schneide nun diese Figuren aus. Sie müssen immer mit denen auf der vorherigen Seite übereinstimmen!

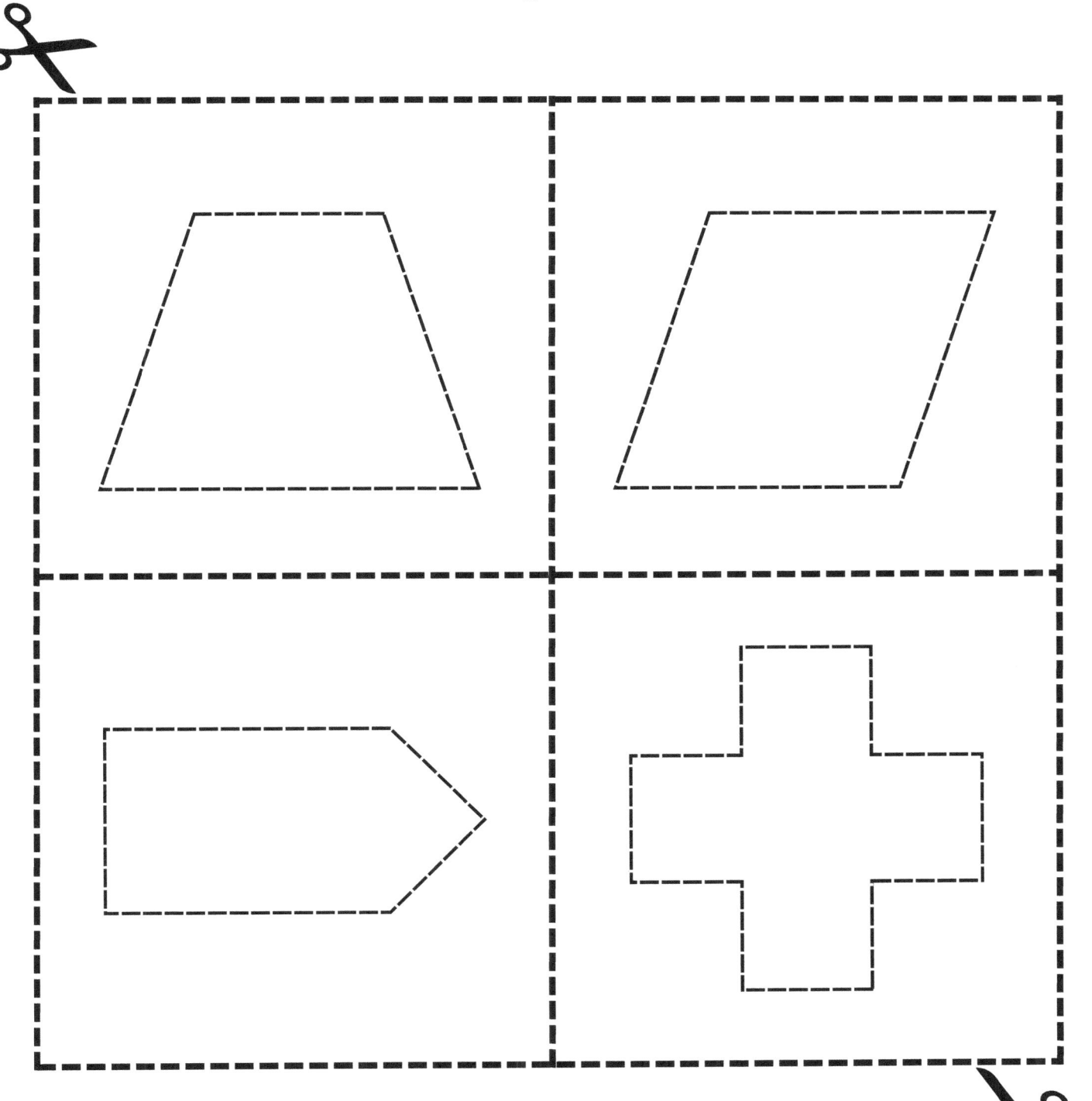

Diese Seite ist leer, um das richtige Ausschneiden der Figuren auf der vorherigen Seite zu ermöglichen. Weiter geht's!

KREATIVE ECKE

Lass deiner Fantasie freien Lauf und entspanne dich. Male die folgenden Bilder aus und zeichne mehr, wenn du Lust hast.

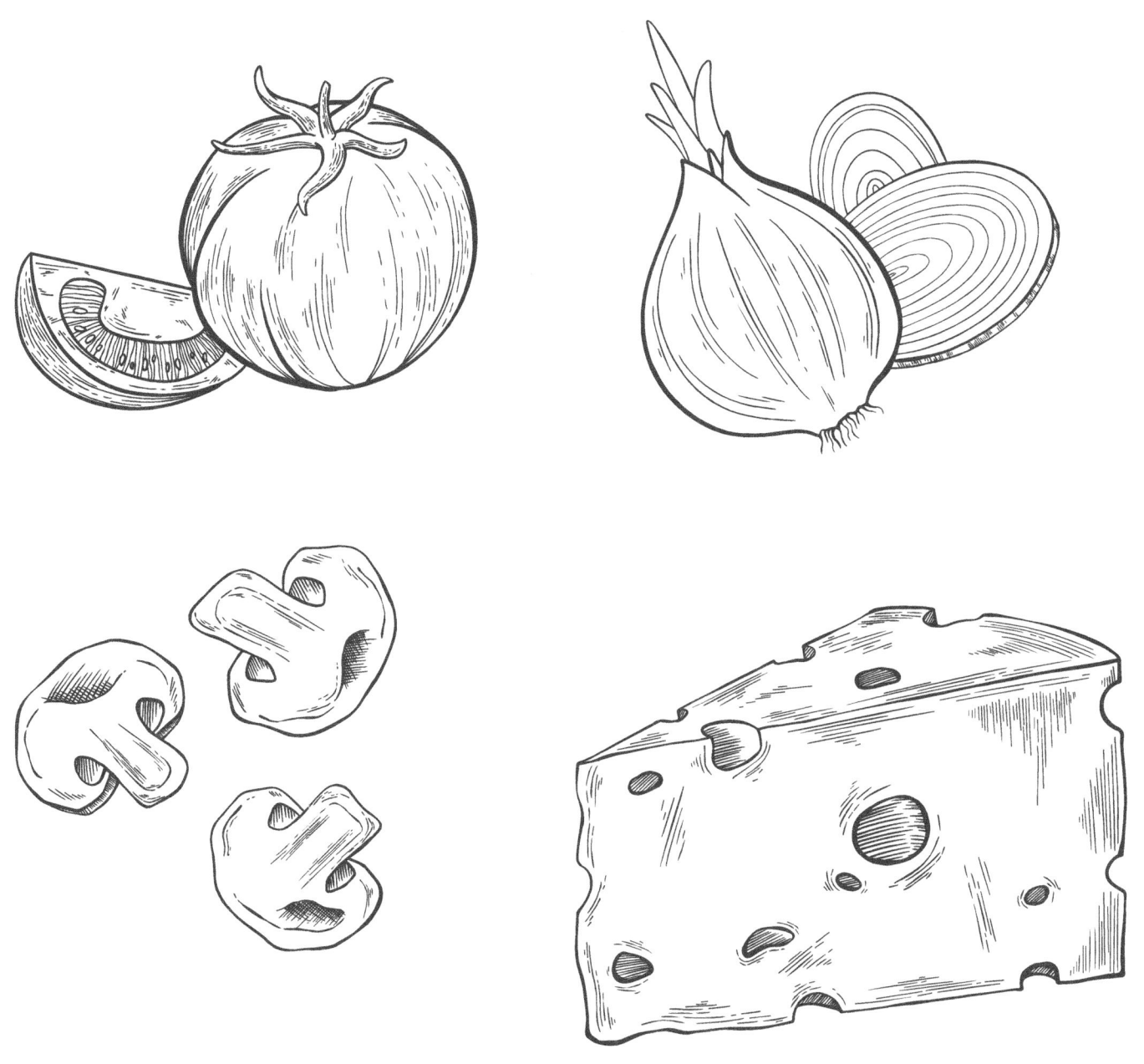

COPY UND PASTE

Schneide die Figuren auf der nächsten Seite aus und klebe sie auf die Figuren auf dieser Seite. Die beiden müssen immer übereinstimmen!

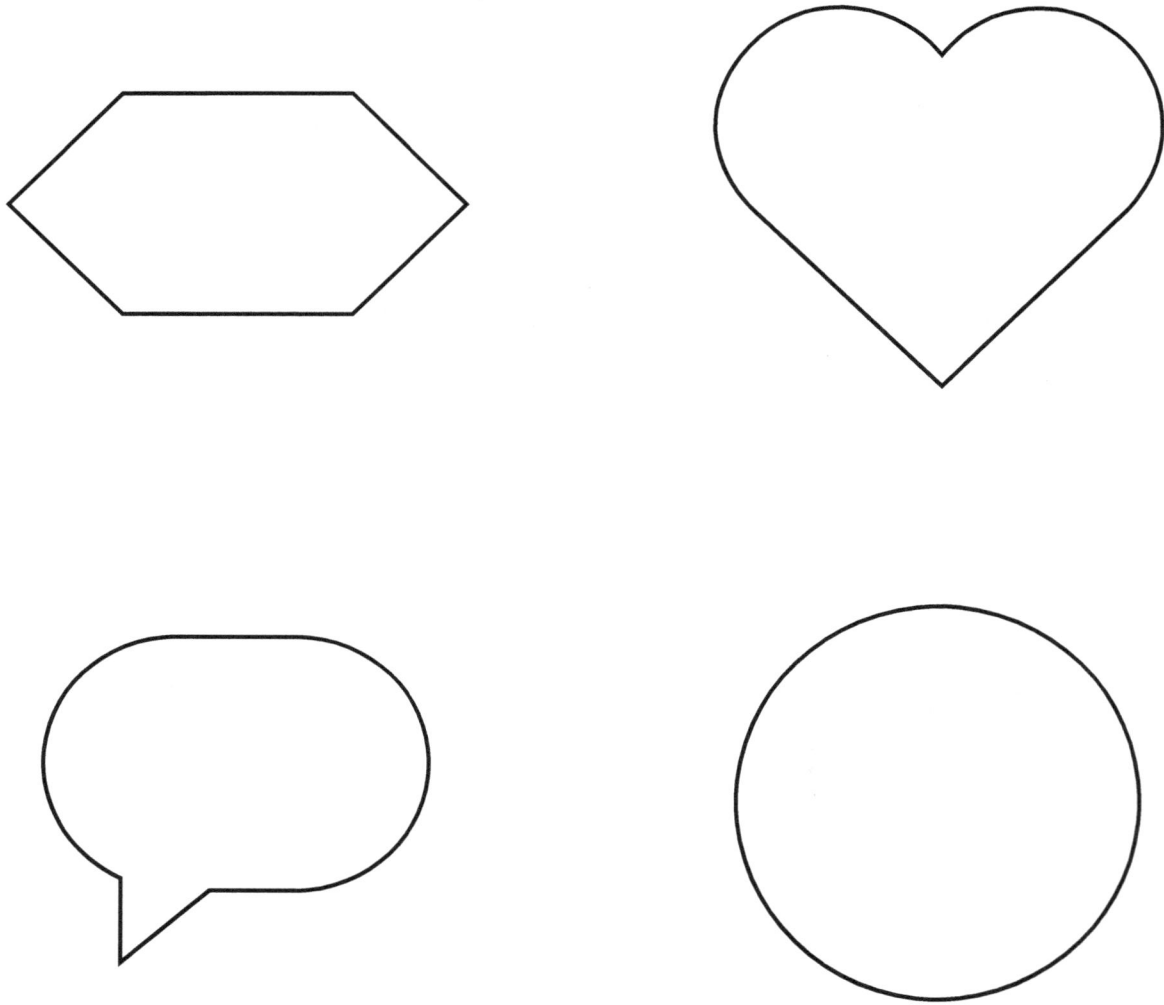

COPY UND PASTE

Schneide nun diese Figuren aus. Sie müssen immer mit denen auf der vorherigen Seite übereinstimmen!

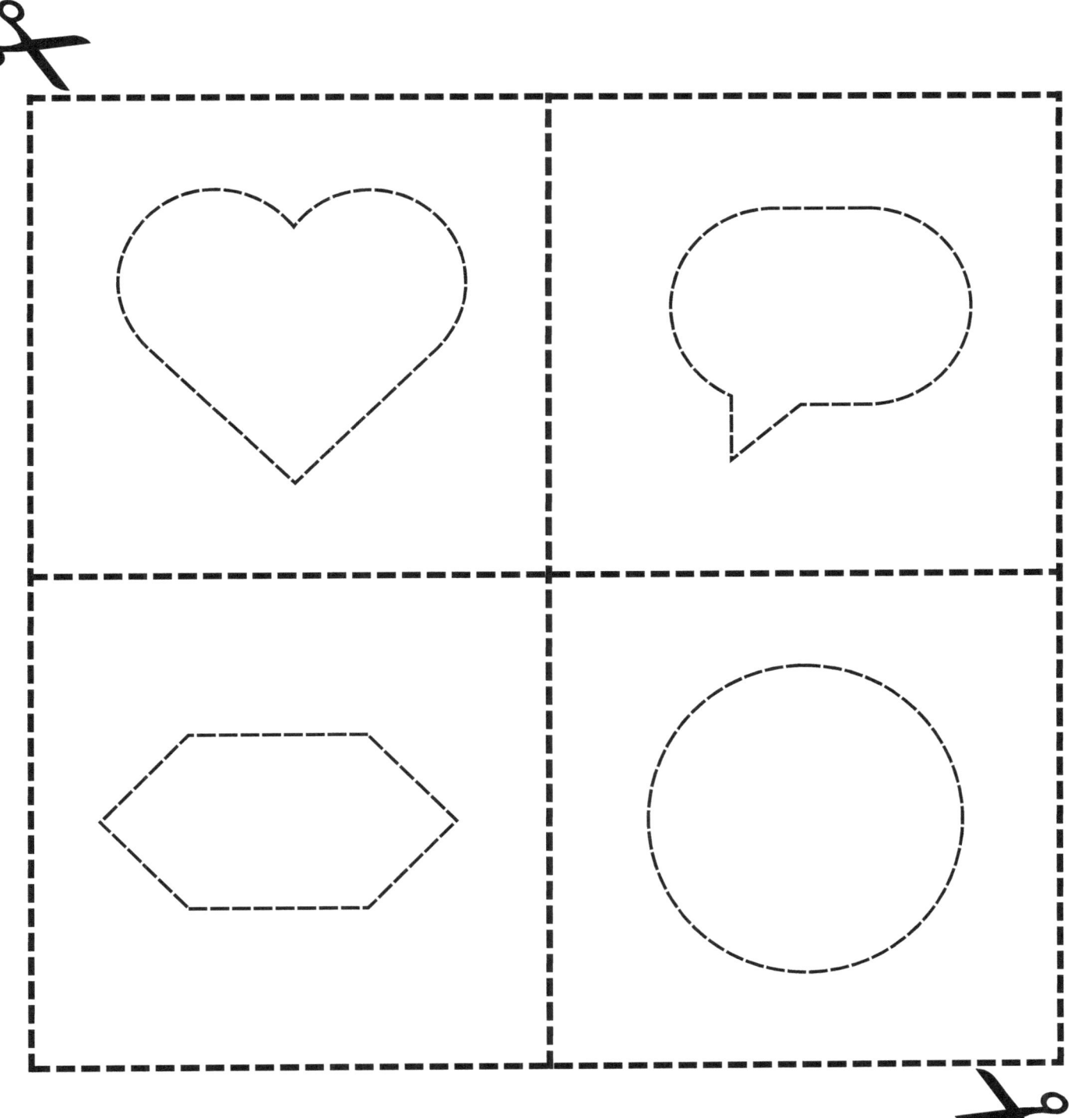

Diese Seite ist leer, um das richtige Ausschneiden der Figuren auf der vorherigen Seite zu ermöglichen.
Weiter geht's!

KREATIVE ECKE

Lass deiner Fantasie freien Lauf und entspanne dich. Male die folgenden Bilder aus und zeichne mehr, wenn du Lust hast.

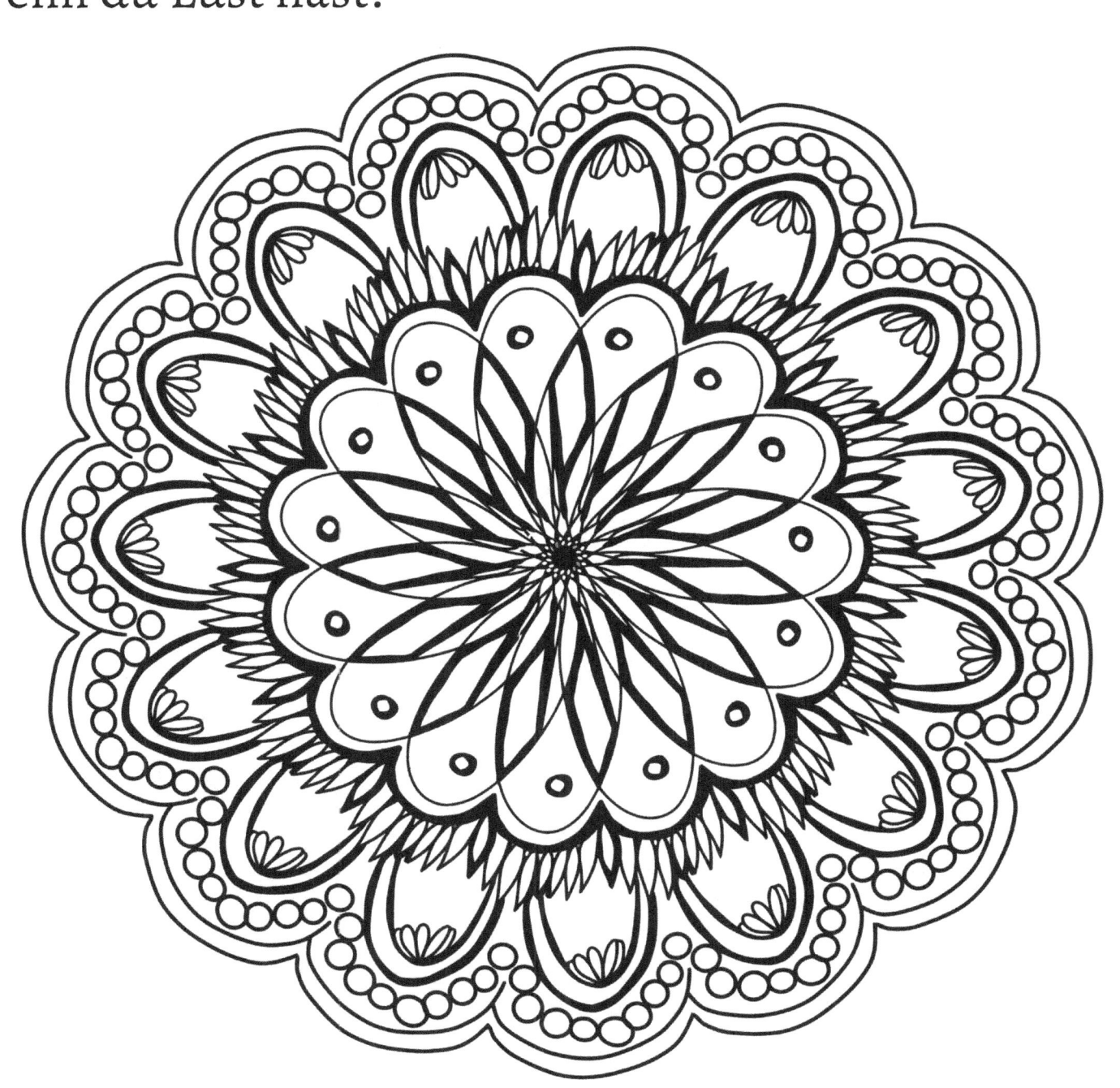

COPY UND PASTE

Schneide die Figuren auf der nächsten Seite aus und klebe sie auf die Figuren auf dieser Seite. Die beiden müssen immer übereinstimmen!

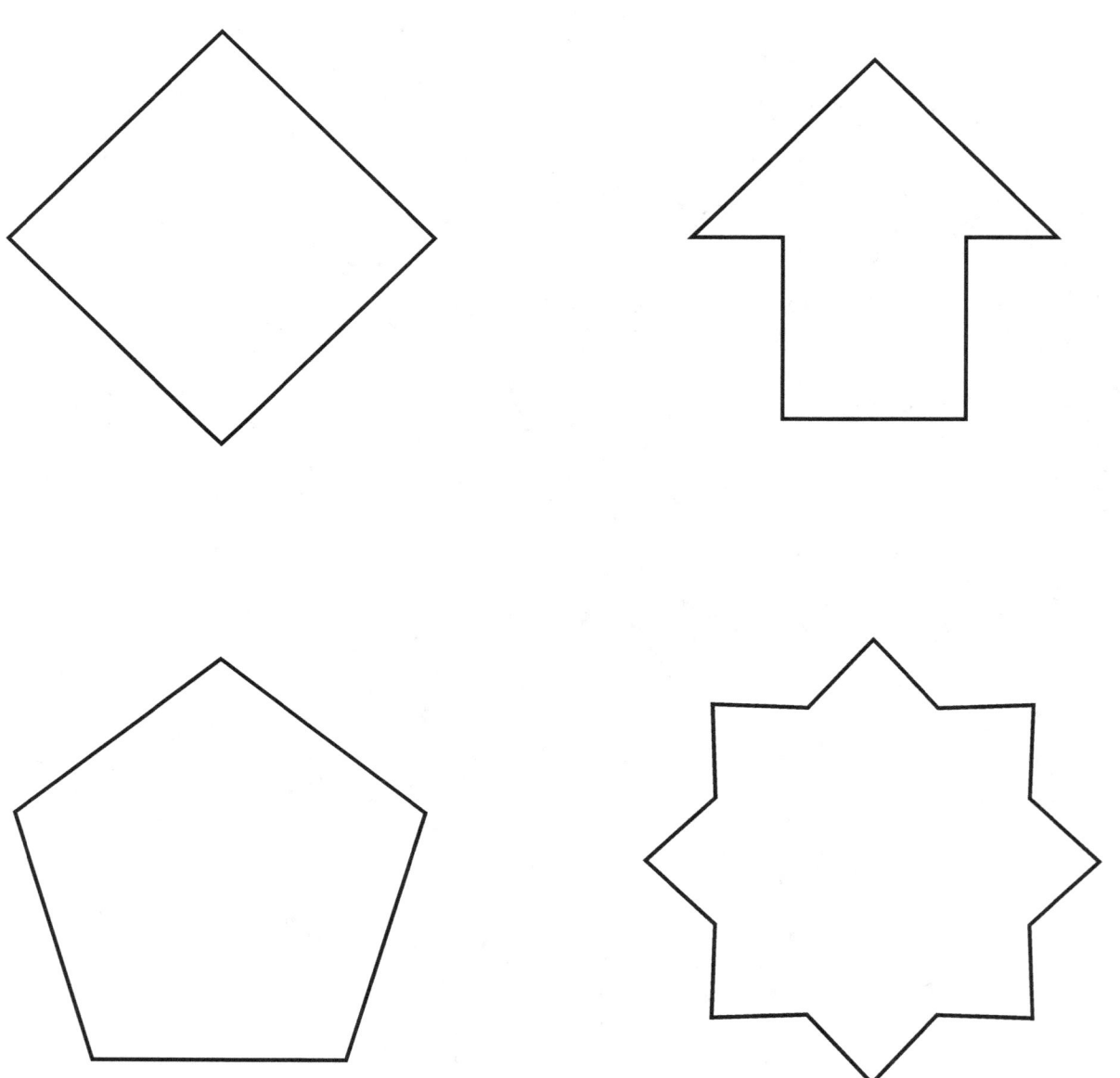

COPY UND PASTE

Schneide nun diese Figuren aus. Sie müssen immer mit denen auf der vorherigen Seite übereinstimmen!

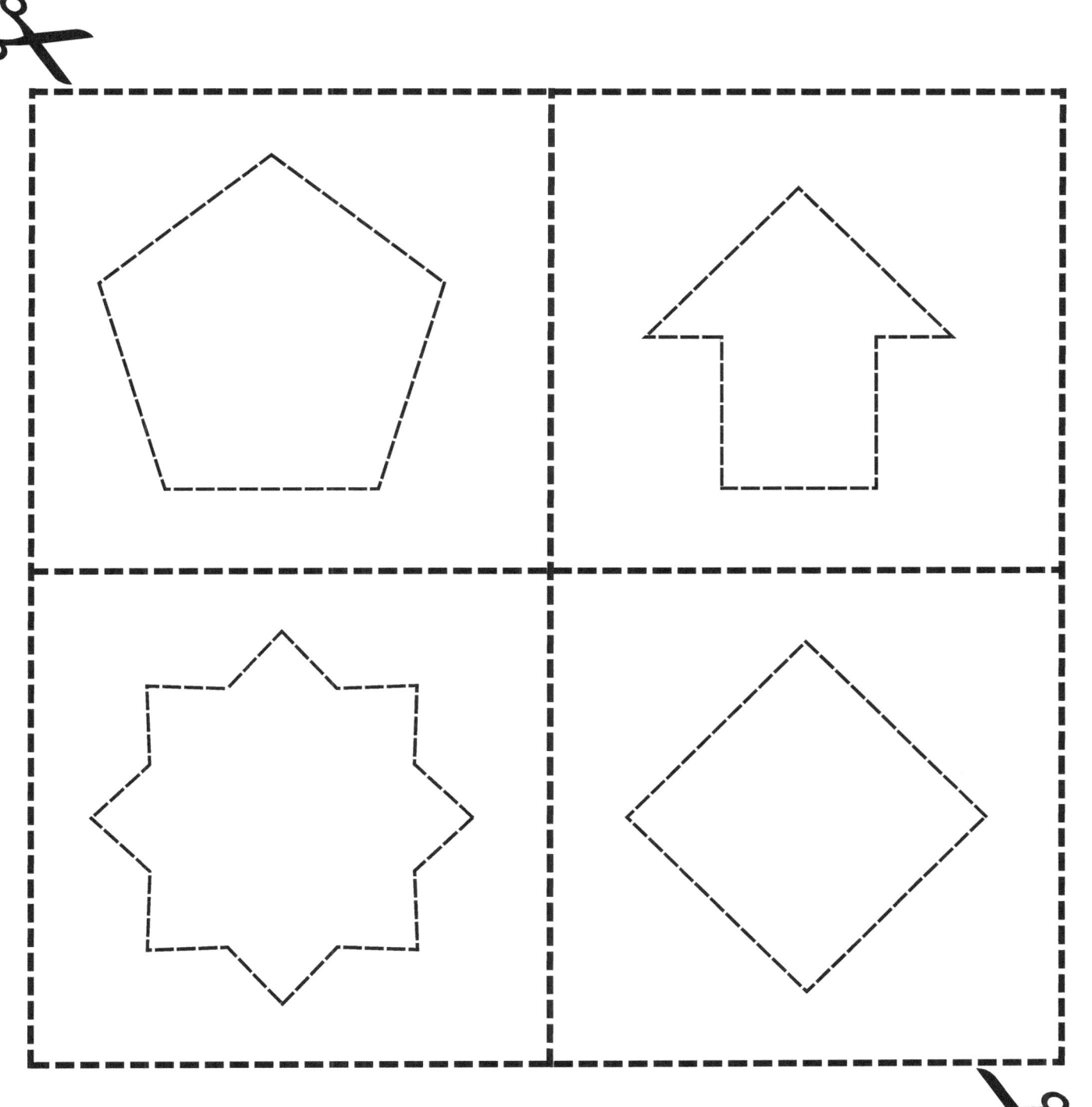

Diese Seite ist leer, um das richtige Ausschneiden der Figuren auf der vorherigen Seite zu ermöglichen.
Weiter geht's!

KREATIVE ECKE

Lass deiner Fantasie freien Lauf und entspanne dich. Male die folgenden Bilder aus und zeichne mehr, wenn du

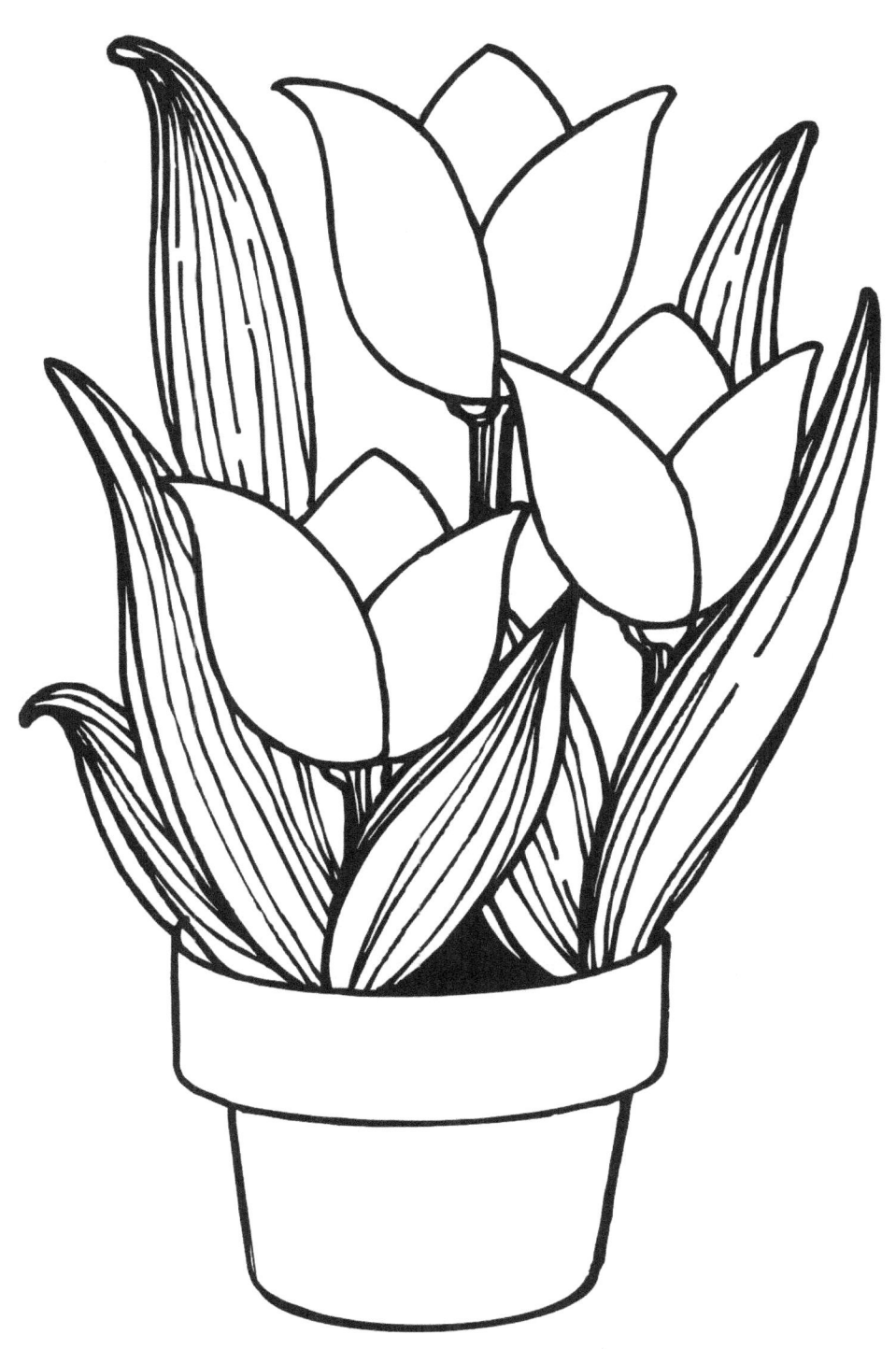

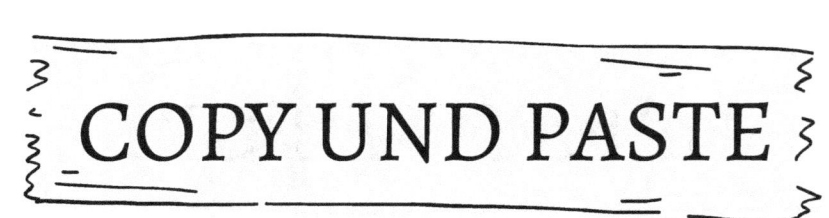

COPY UND PASTE

Schneide die Figuren auf der nächsten Seite aus und klebe sie auf die Figuren auf dieser Seite. Die beiden müssen immer übereinstimmen!

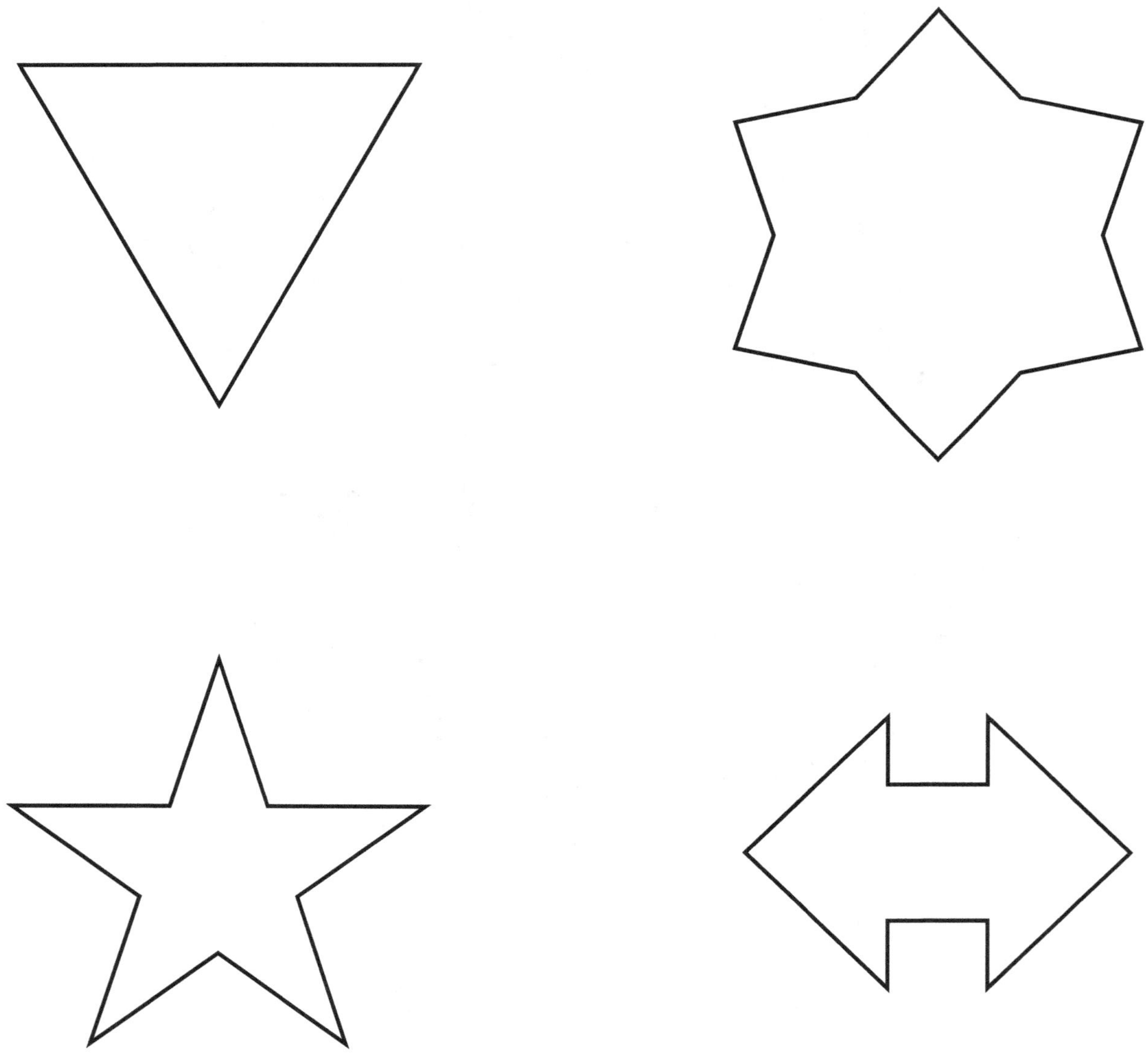

COPY UND PASTE

Schneide nun diese Figuren aus. Sie müssen immer mit denen auf der vorherigen Seite übereinstimmen!

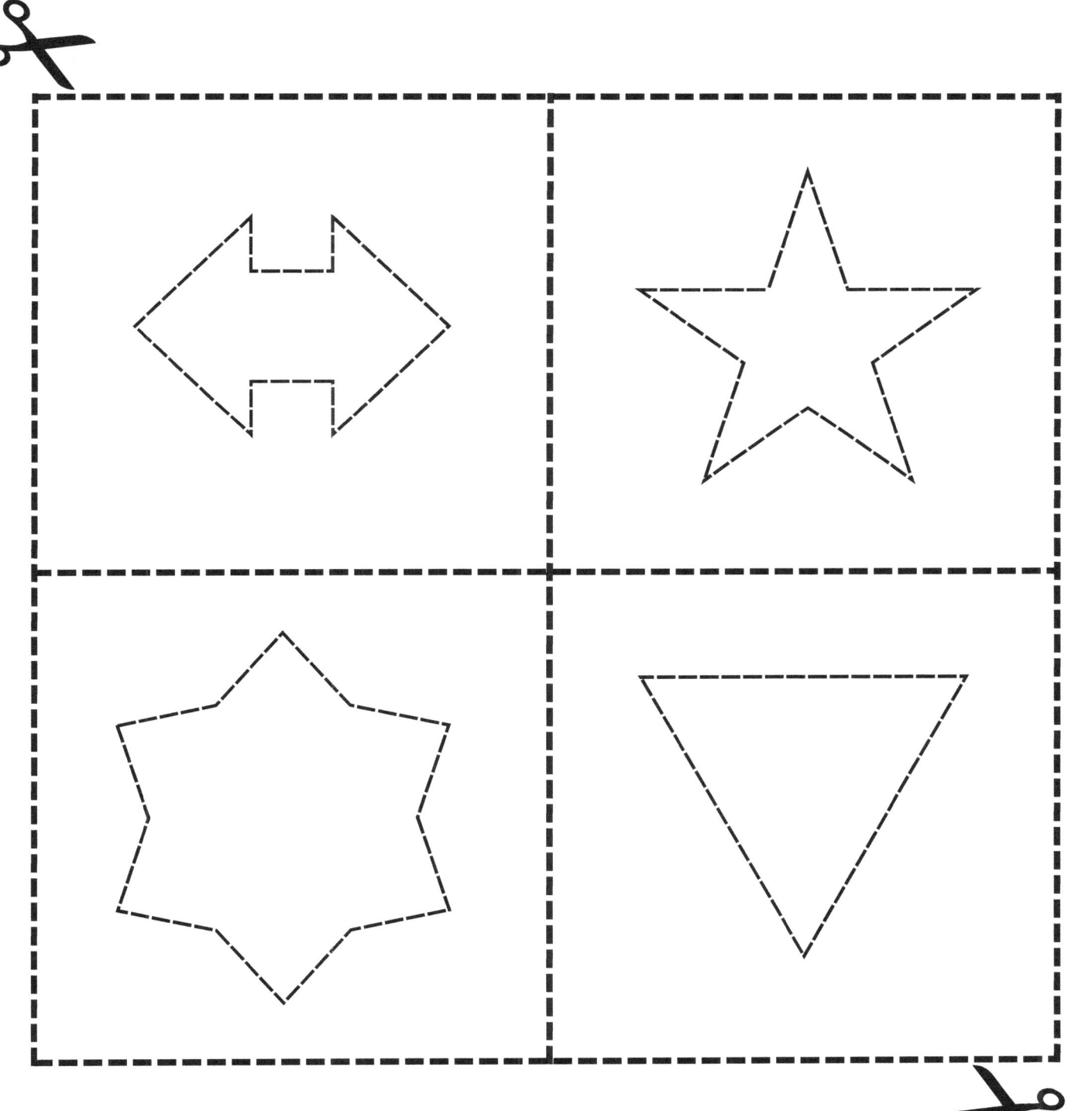

Diese Seite ist leer, um das richtige Ausschneiden der Figuren auf der vorherigen Seite zu ermöglichen. Weiter geht's!

KREATIVE ECKE

Lass deiner Fantasie freien Lauf und entspanne dich. Male die folgenden Bilder aus und zeichne mehr, wenn du Lust hast.

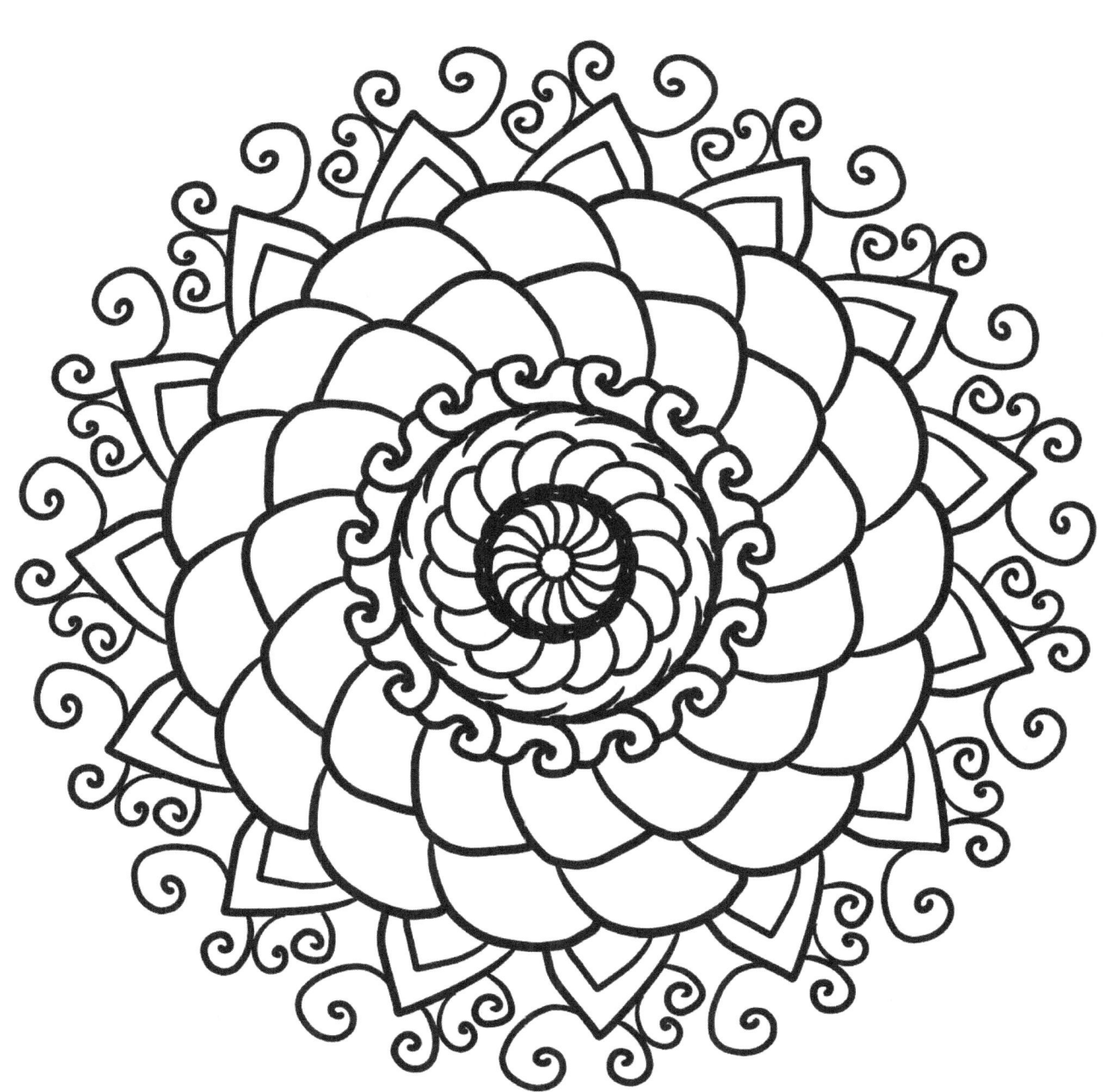

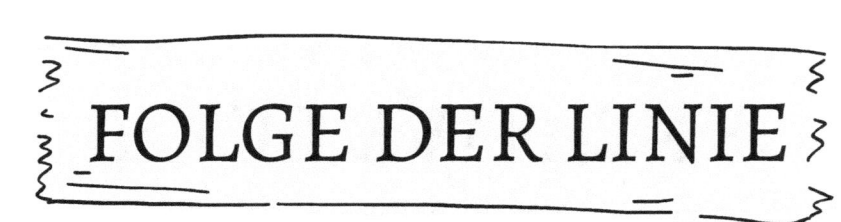

FOLGE DER LINIE

Folgen Sie dem Verlauf der gestrichelten Linie mit einem Kugelschreiber oder Bleistift. Achten Sie auf die Richtung des Pfeils!

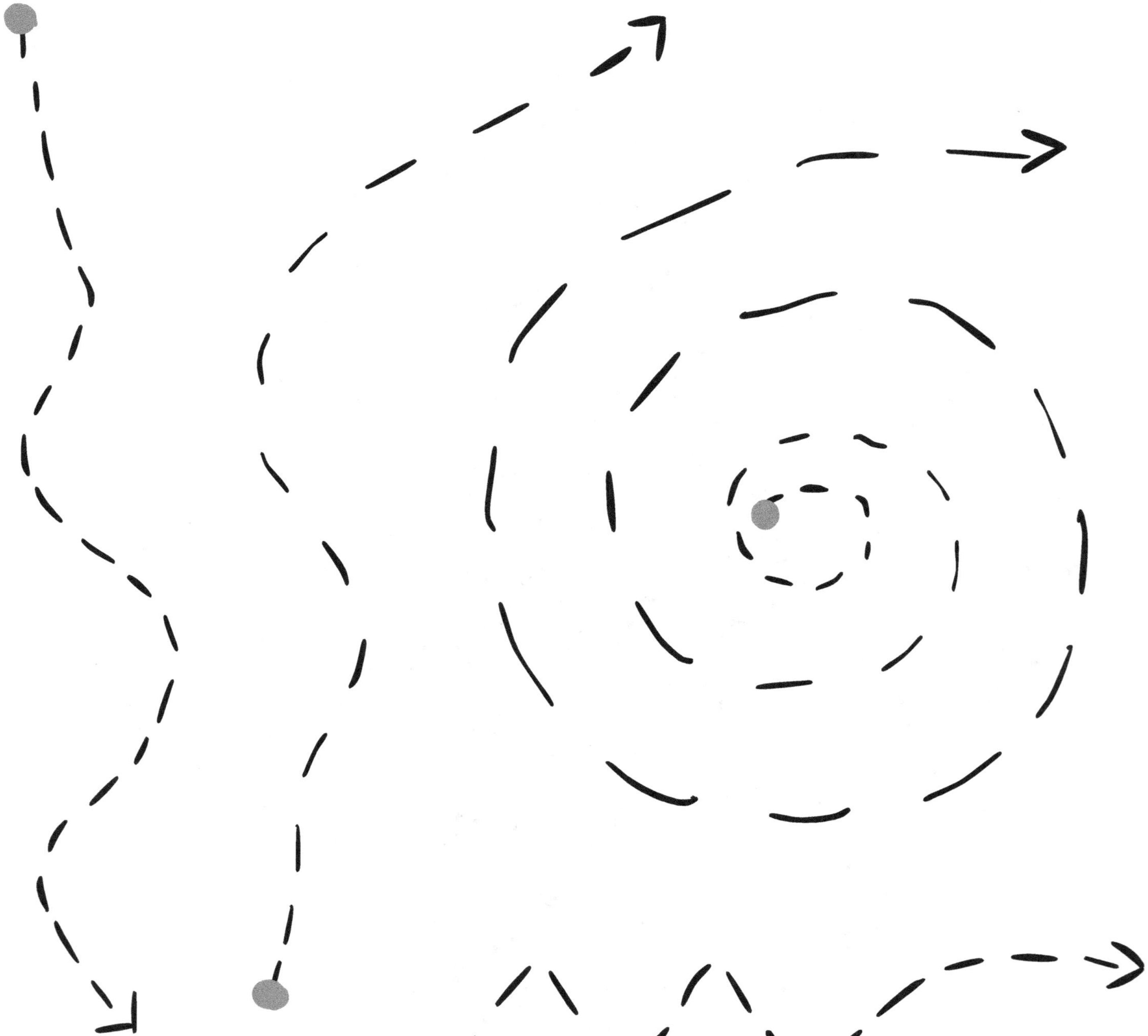

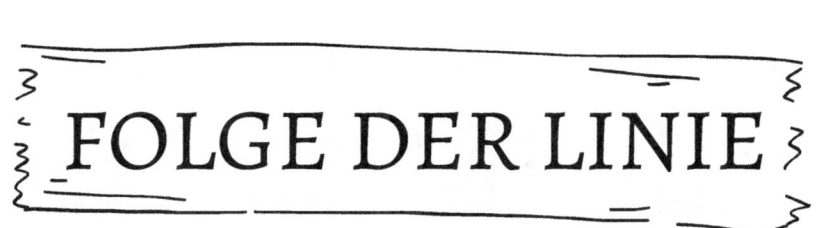

FOLGE DER LINIE

Folgen Sie dem Verlauf der gestrichelten Linie mit einem Kugelschreiber oder Bleistift.

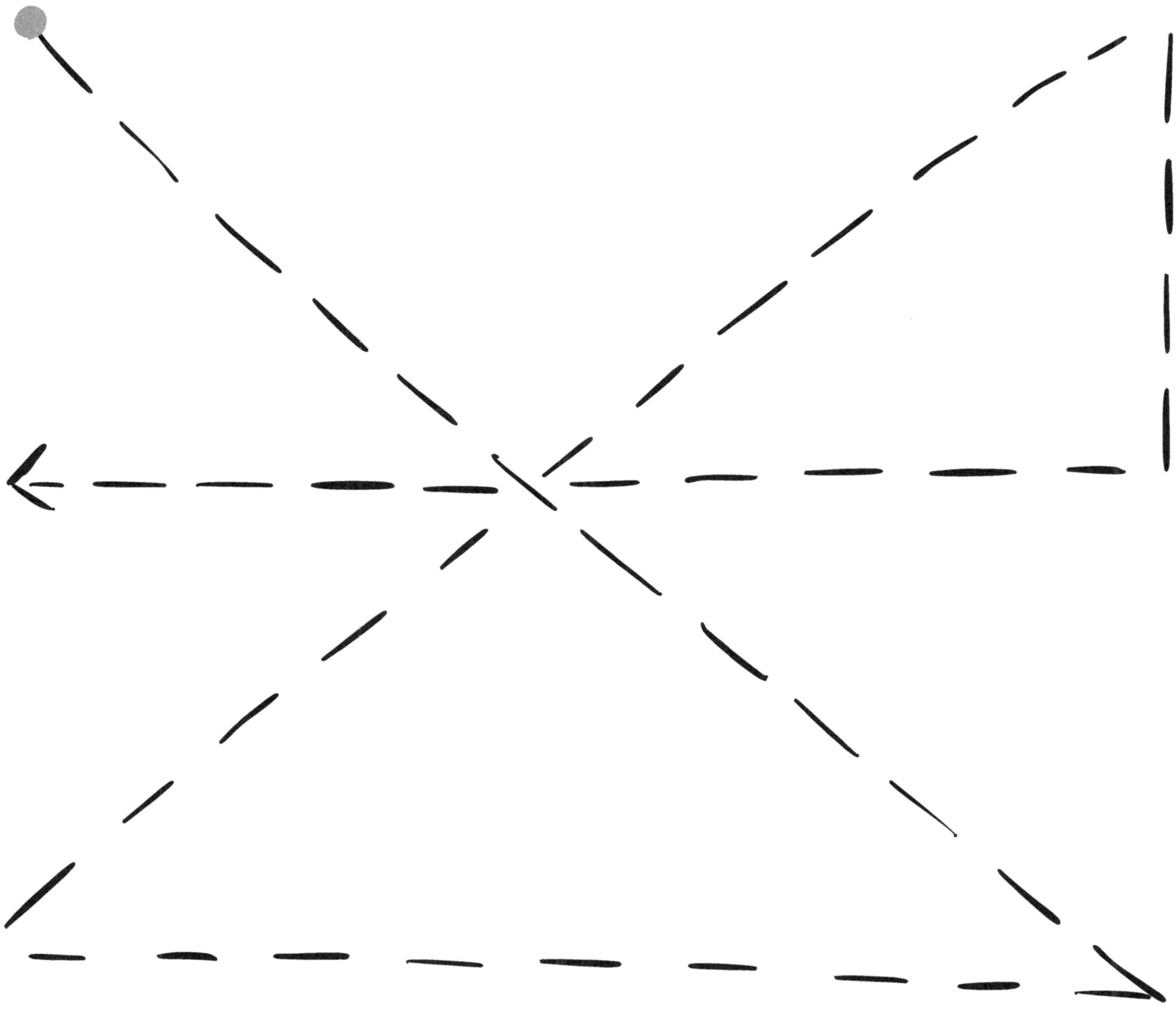

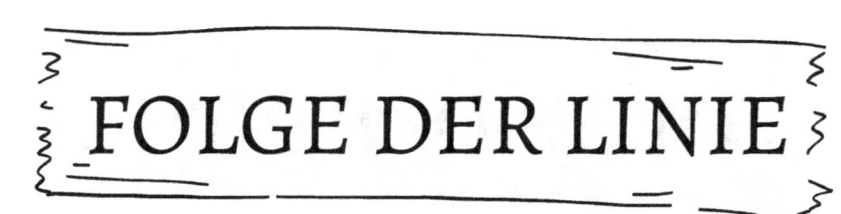

FOLGE DER LINIE

Folgen Sie dem Verlauf der gestrichelten Linie mit einem Kugelschreiber oder Bleistift.

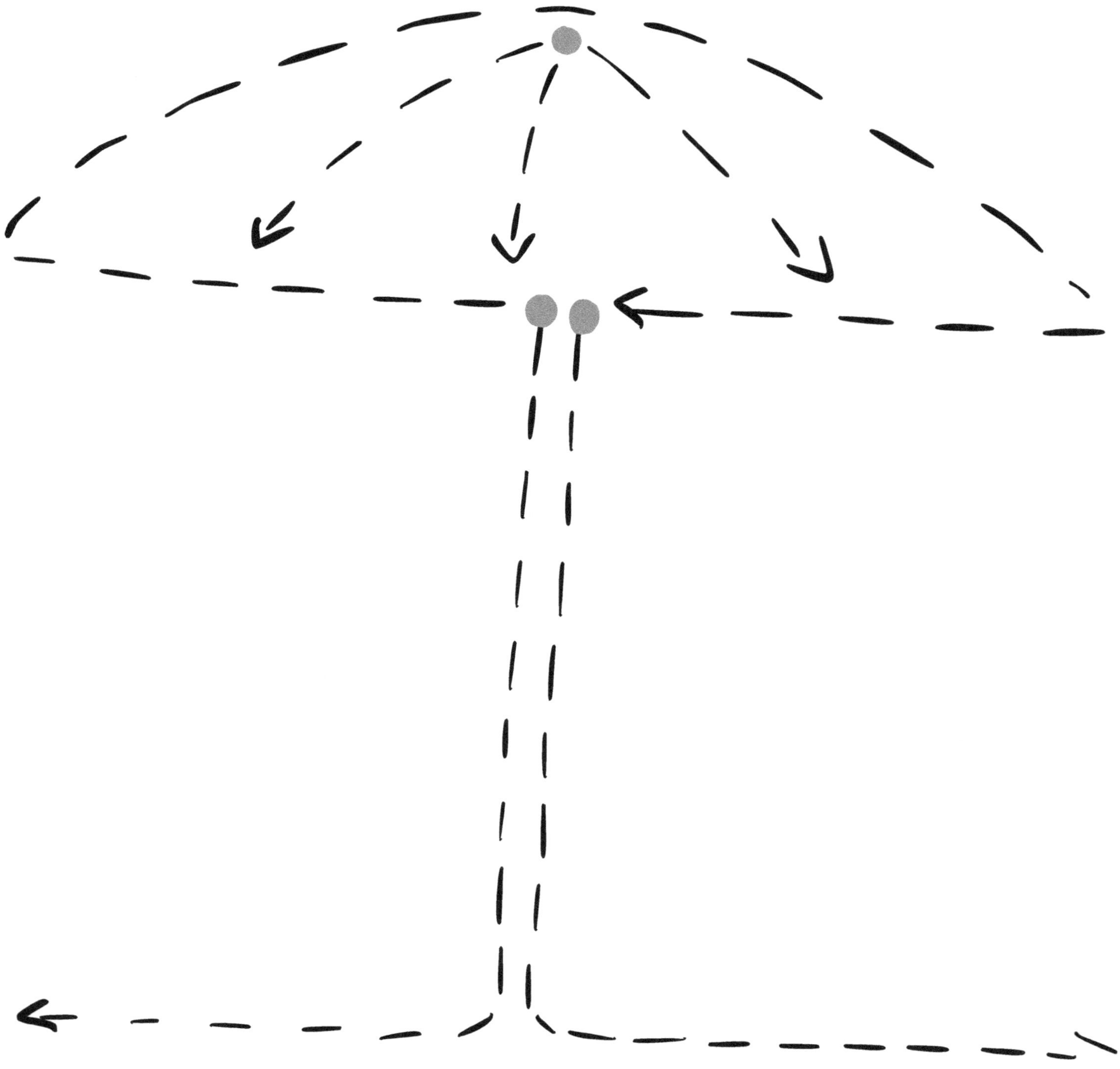

FOLGE DER LINIE

Folgen Sie dem Verlauf der gestrichelten Linie mit einem Kugelschreiber oder Bleistift.

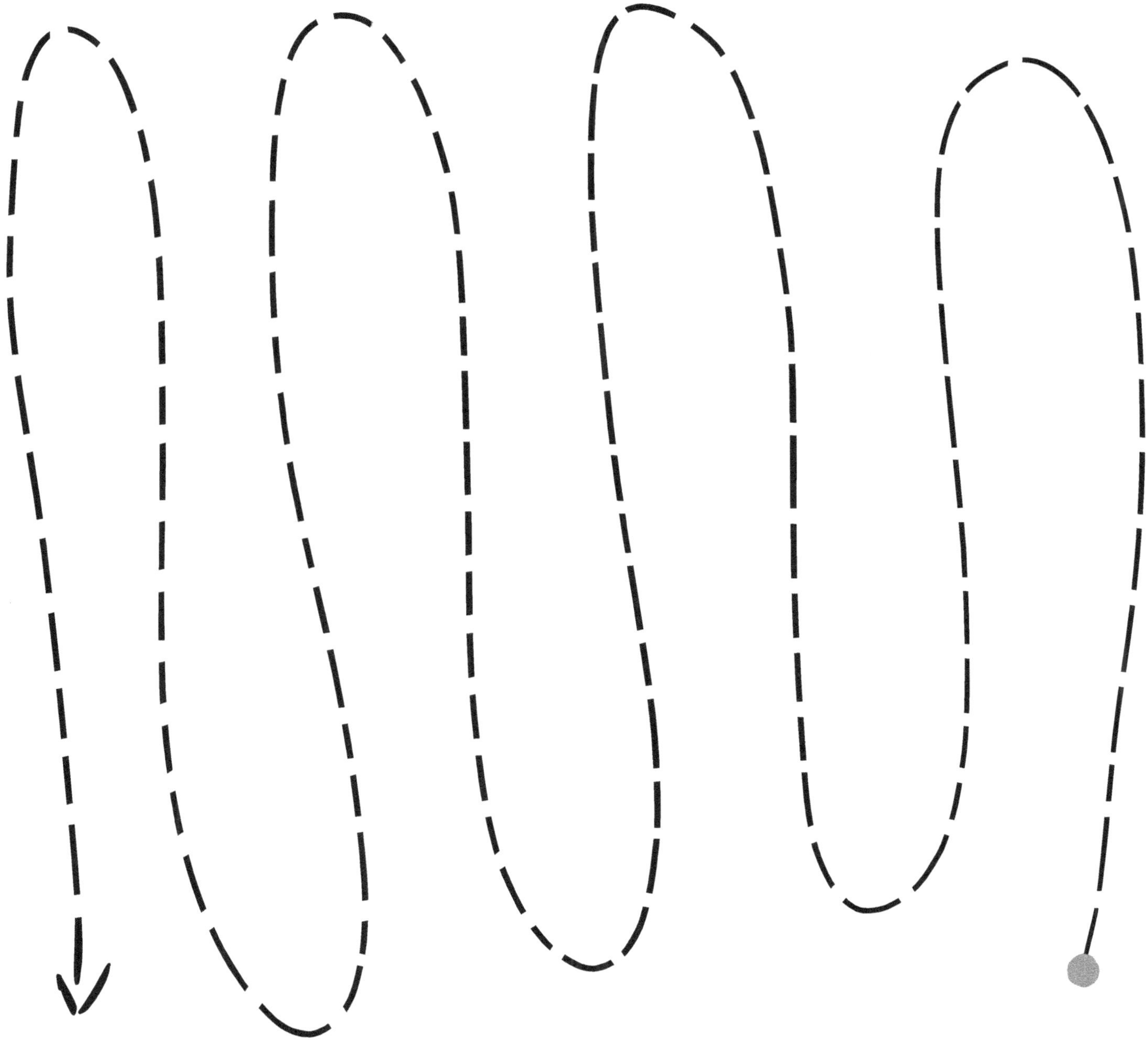

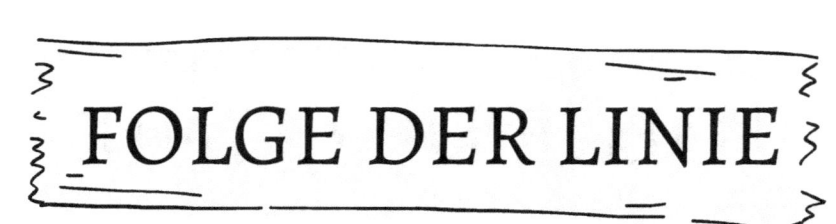

FOLGE DER LINIE

Folgen Sie dem Verlauf der gestrichelten Linie mit einem Kugelschreiber oder Bleistift.

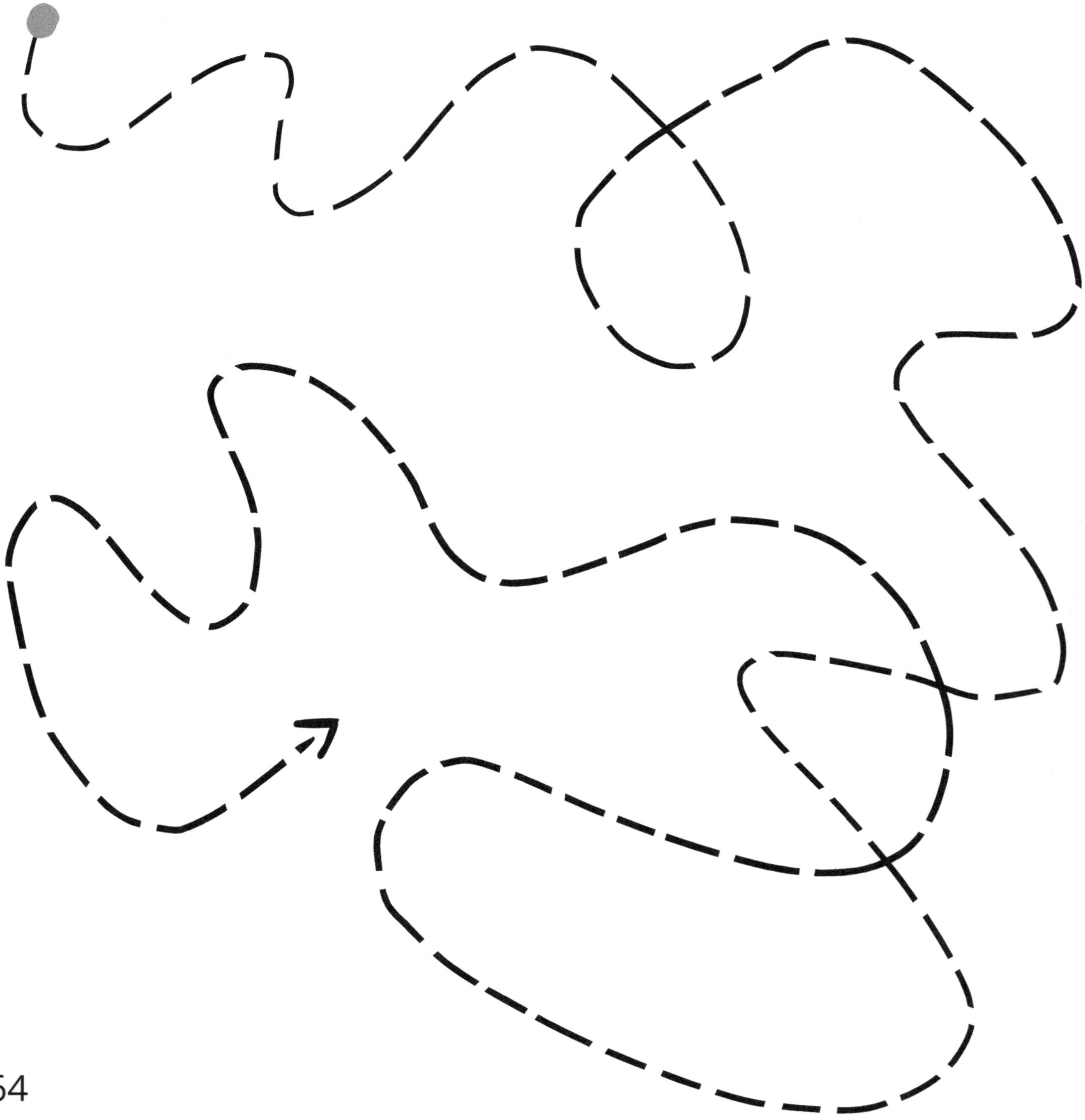

FOLGE DER LINIE

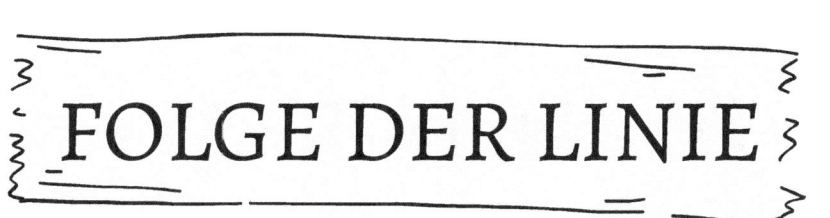

Folgen Sie dem Verlauf der gestrichelten Linie mit einem Kugelschreiber oder Bleistift.

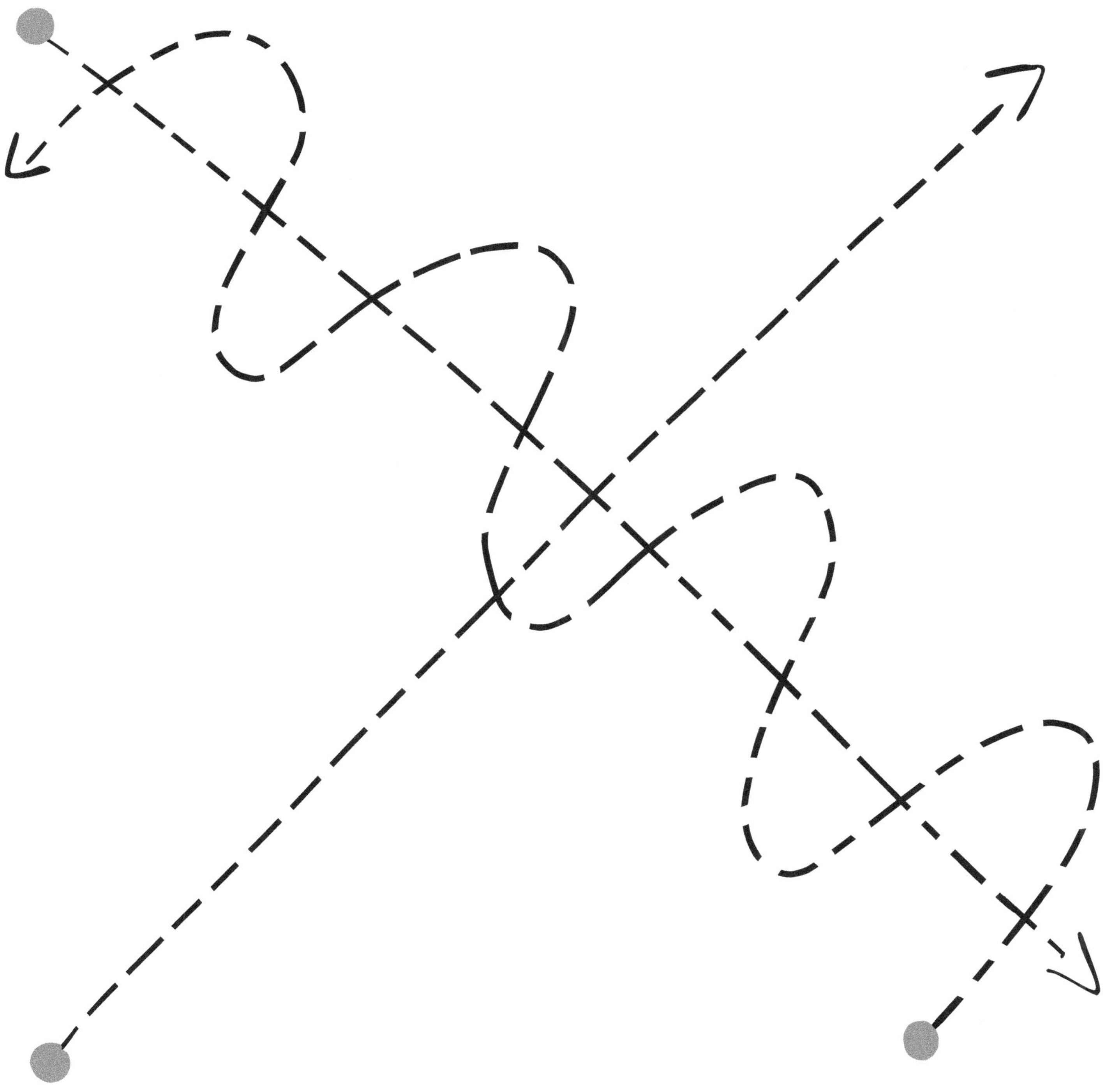

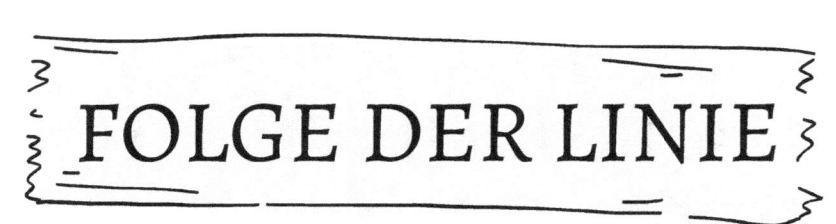

FOLGE DER LINIE

Folgen Sie dem Verlauf der gestrichelten Linie mit einem Kugelschreiber oder Bleistift.

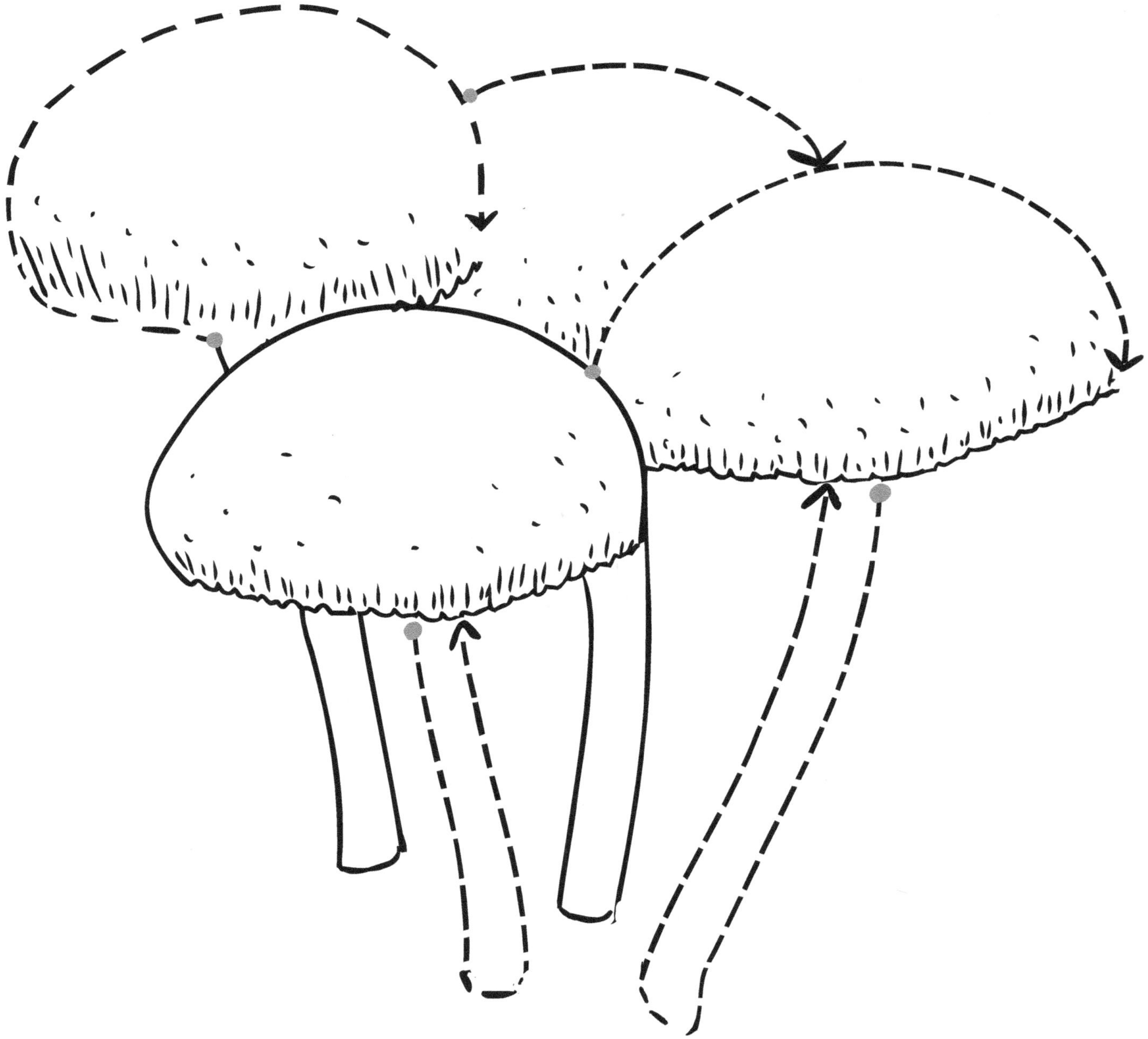

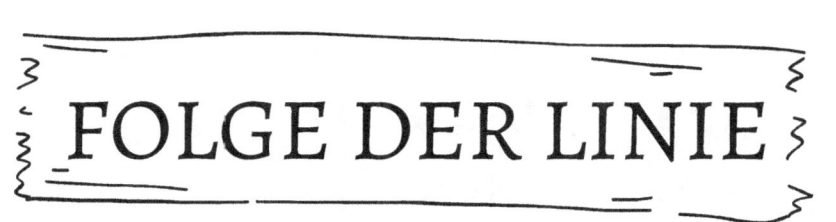

FOLGE DER LINIE

Folgen Sie dem Verlauf der gestrichelten Linie mit einem Kugelschreiber oder Bleistift.

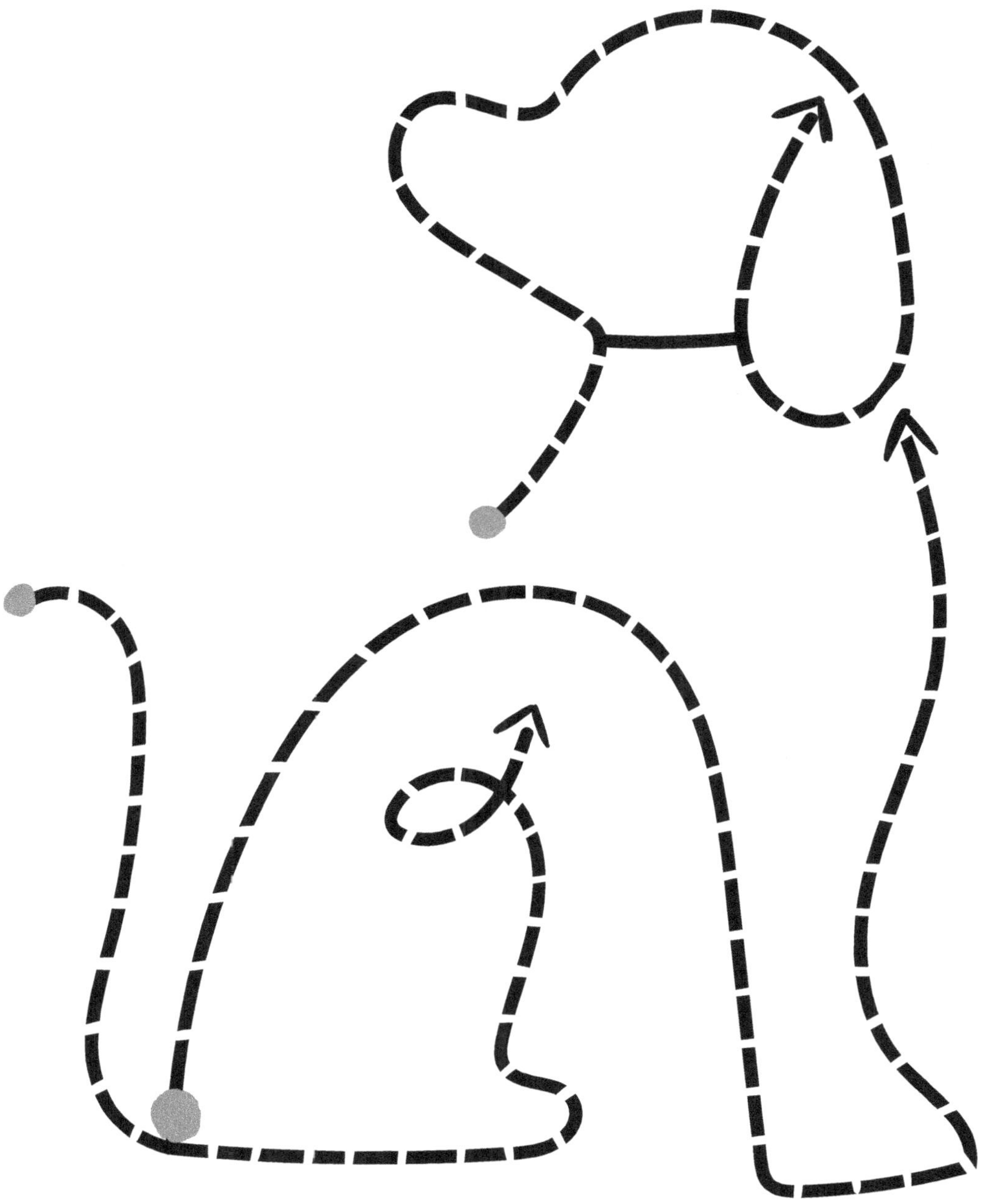

FOLGE DER LINIE

Folgen Sie dem Verlauf der gestrichelten Linie mit einem Kugelschreiber oder Bleistift.

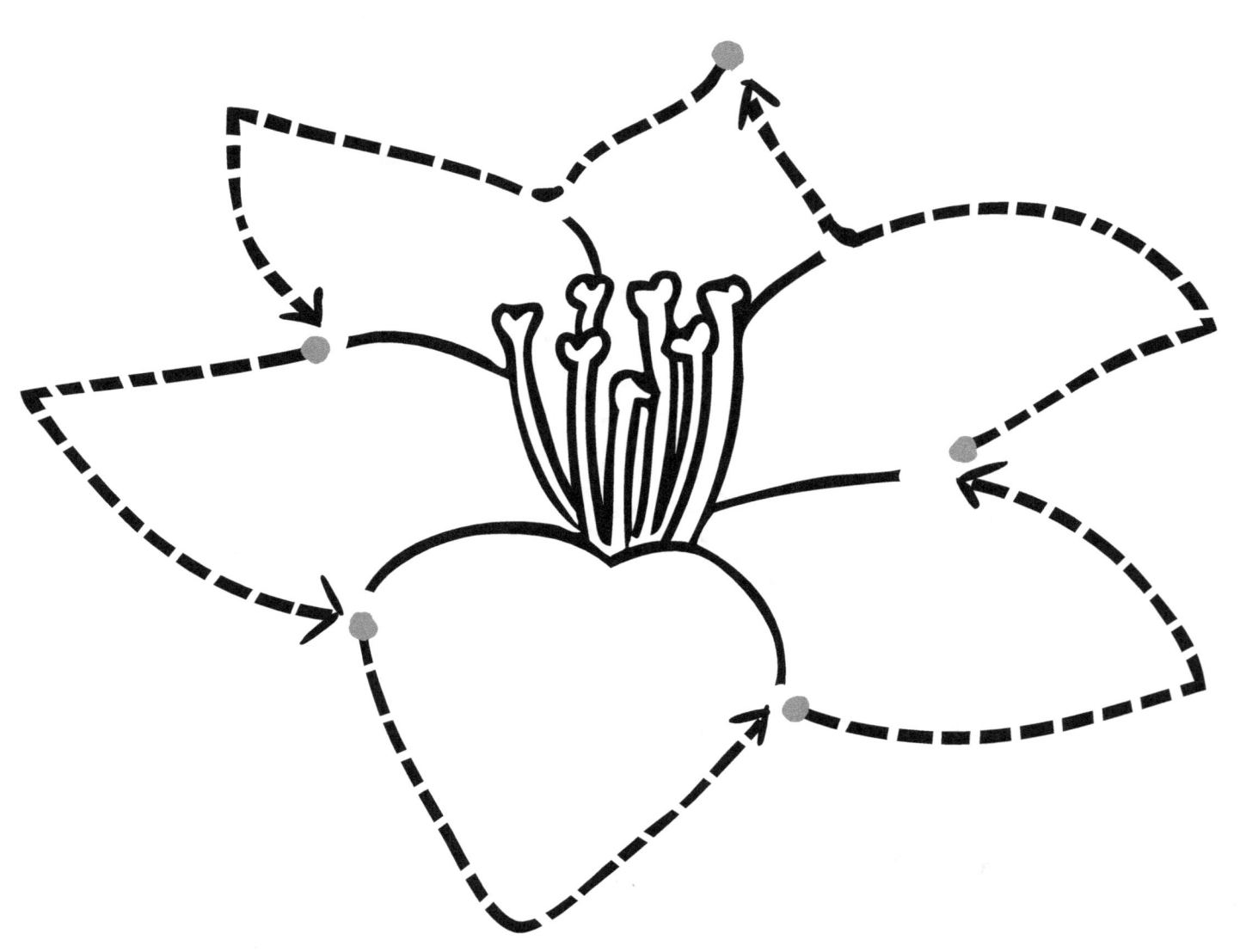

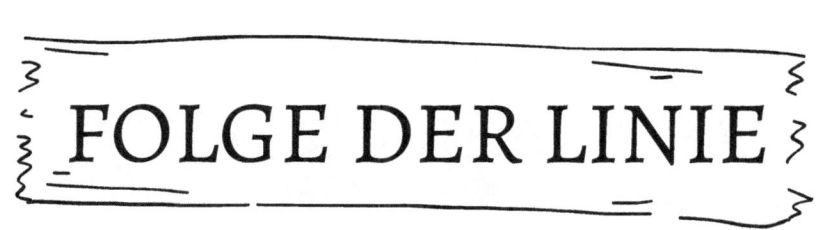

FOLGE DER LINIE

Folgen Sie dem Verlauf der gestrichelten Linie mit einem Kugelschreiber oder Bleistift.

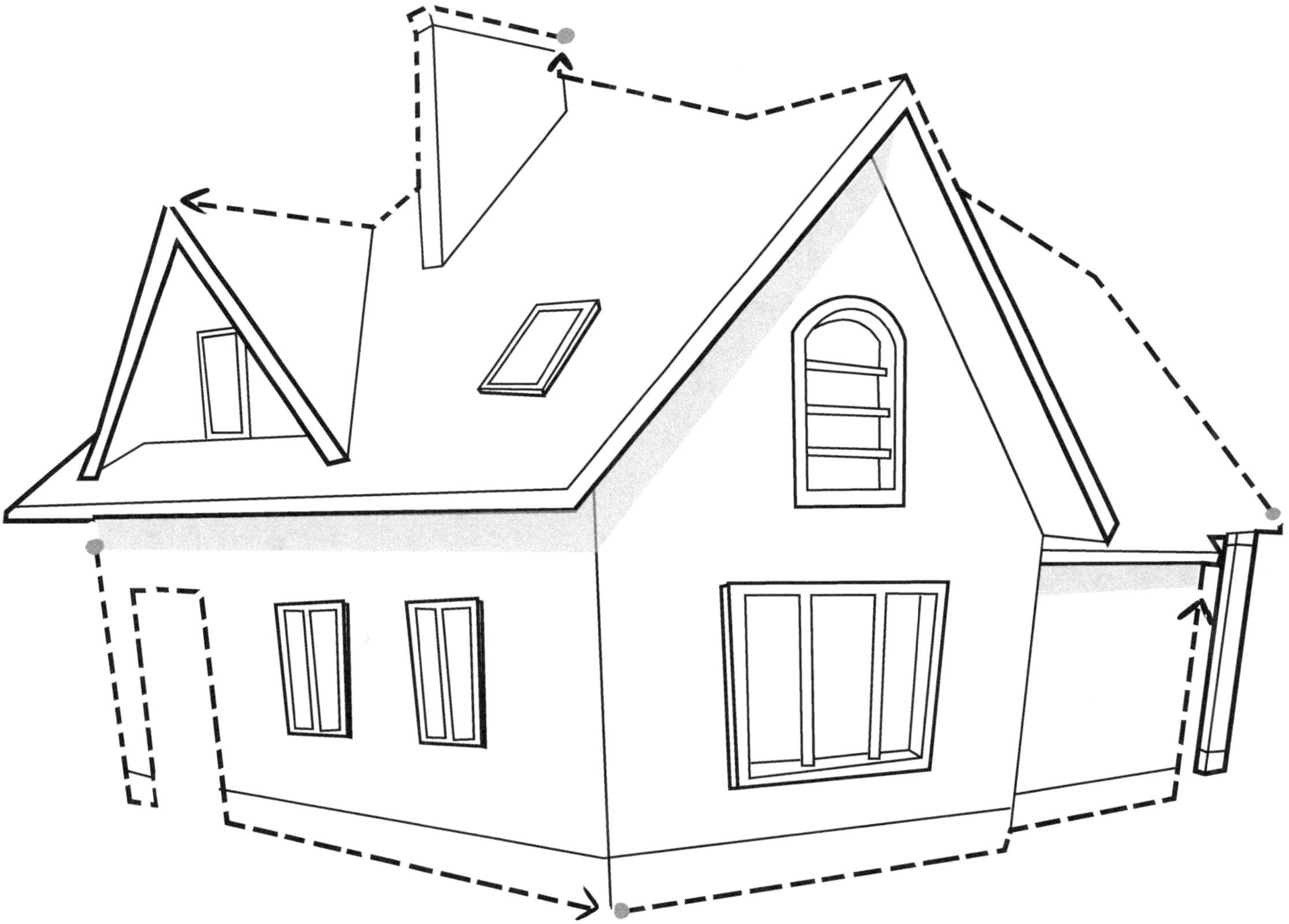

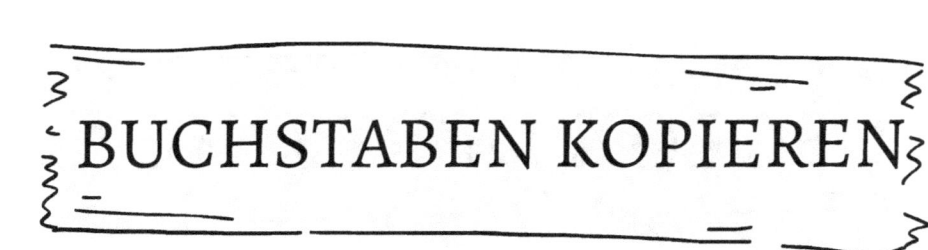

BUCHSTABEN KOPIEREN

Schreiben Sie die Buchstaben des Alphabets entlang der gestrichelten Linie ab.

A .... E .... I ....

B .... F .... L ....

C .... G .... M ....

D .... H .... N ....

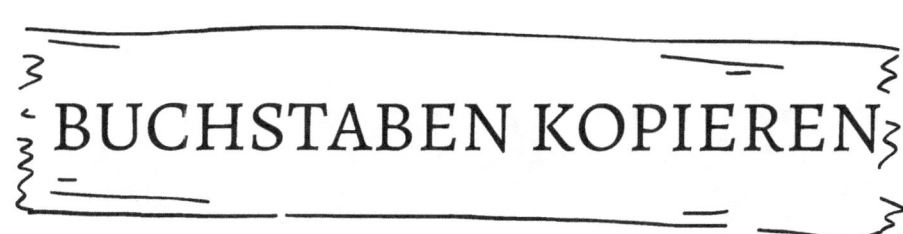

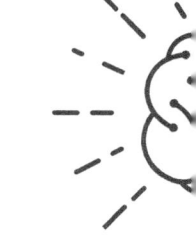

BUCHSTABEN KOPIEREN

Schreiben Sie die Buchstaben des Alphabets entlang der gestrichelten Linie ab.

O .... S .... W ....

P .... T .... X ....

Q .... U .... Y ....

R .... V .... Z ....

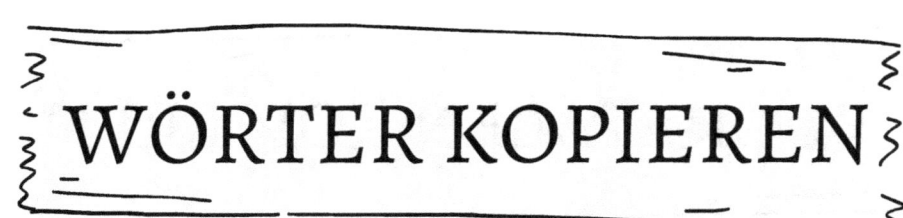

WÖRTER KOPIEREN

Schreiben Sie die Wörter entlang der gestrichelten Linie ab.

Jena

....

Berlin

....

Bremen

....

Bonn

....

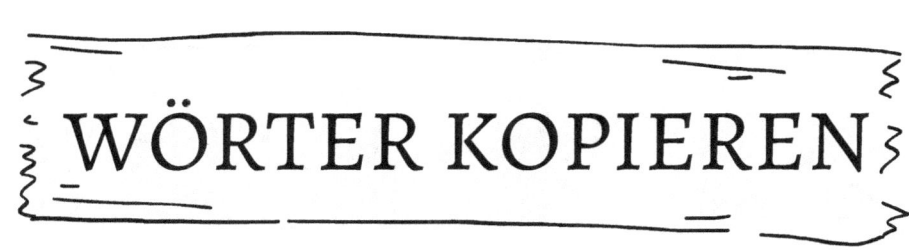 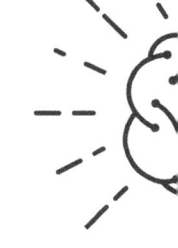

WÖRTER KOPIEREN

Schreiben Sie die Wörter entlang der gestrichelten Linie ab.

Essen

....

Münster

....

München

....

Köln

....

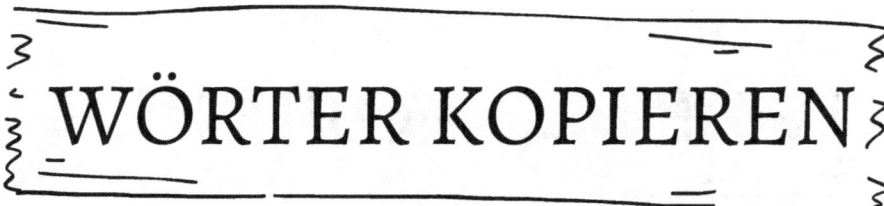

WÖRTER KOPIEREN

Schreiben Sie die Wörter entlang der gestrichelten Linie ab.

Ulm

....

Kiel

....

Leipzig

....

Mainz

....

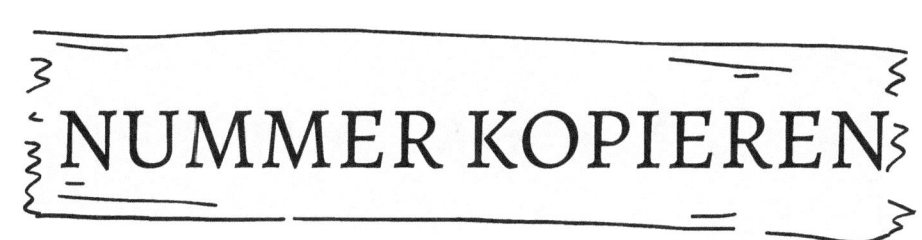 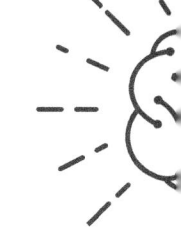

NUMMER KOPIEREN

Kopieren Sie die angezeigten Zahlen entlang der gestrichelten Linie.

1 ....

2 ....

3 ....

4 ....

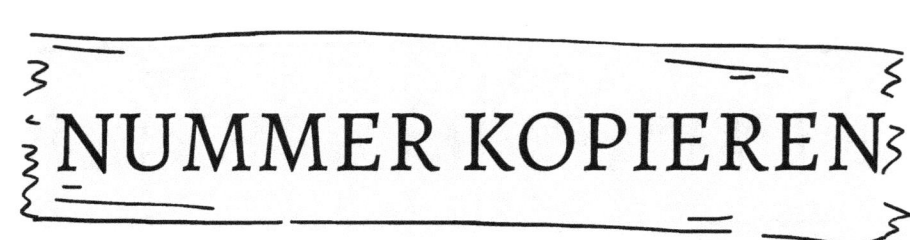

NUMMER KOPIEREN

Kopieren Sie die angezeigten Zahlen entlang der gestrichelten Linie.

5 ....

6 ....

7 ....

8 ....

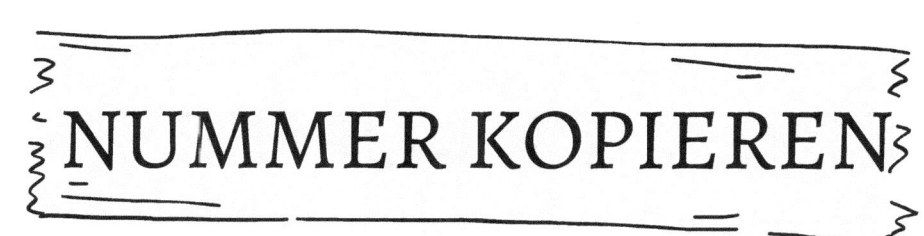

NUMMER KOPIEREN

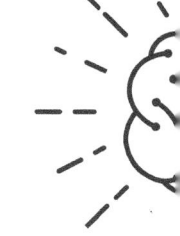

Kopieren Sie die angezeigten Zahlen entlang der gestrichelten Linie.

9 ....

10   ....

100   ....

1000   ....

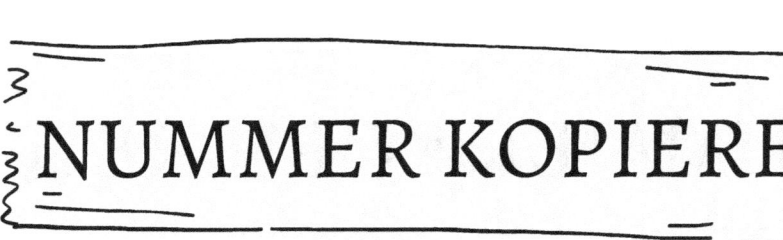

NUMMER KOPIEREN

Kopieren Sie die angezeigten Zahlen entlang der gestrichelten Linie.

36 ....

12 ....

79 ....

Ordnen Sie die Zahlen in aufsteigender Reihenfolge an:

—— —— ——

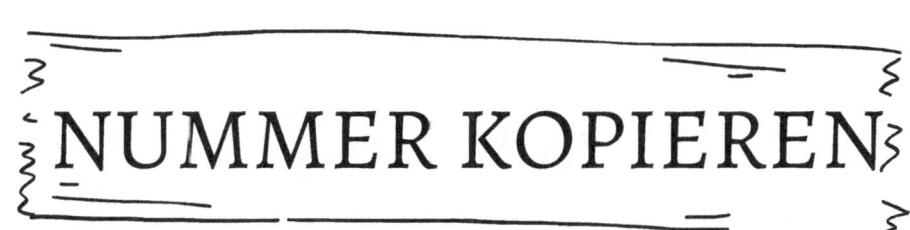 

NUMMER KOPIEREN

Kopieren Sie die angezeigten Zahlen entlang der gestrichelten Linie.

64 ....

14 ....

46 ....

Ordnen Sie die Zahlen in aufsteigender Reihenfolge an:

___ ___ ___

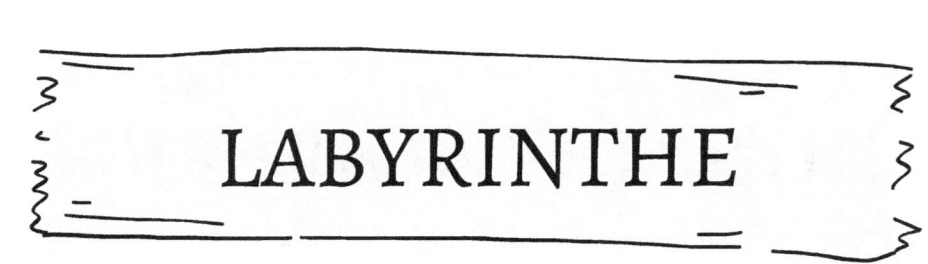

LABYRINTHE

Finden Sie den Ausweg. Der Einstiegspunkt ist durch den Pfeil gekennzeichnet.

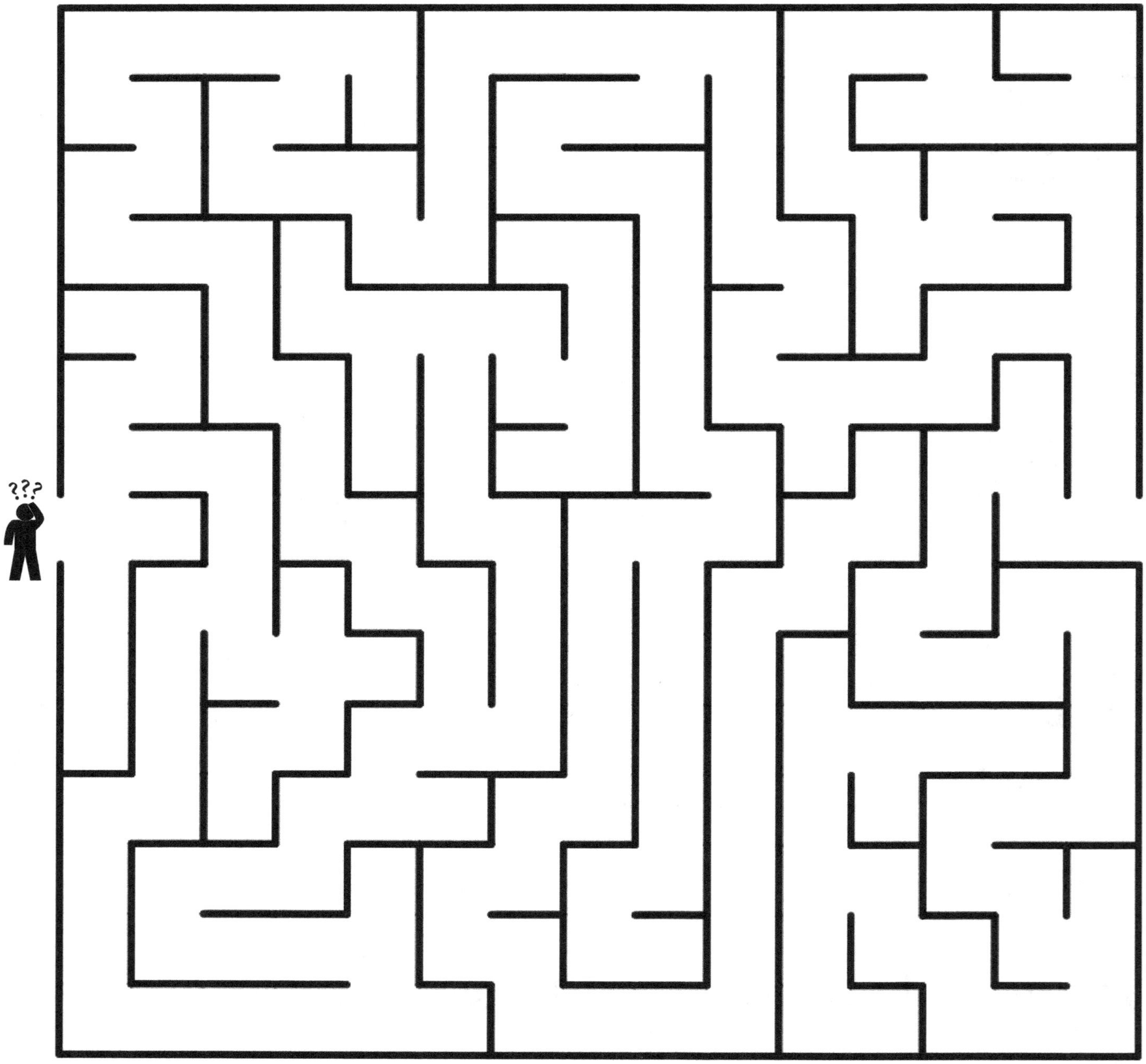

LABYRINTHE

Finden Sie den Ausweg. Der Einstiegspunkt ist durch den Pfeil gekennzeichnet.

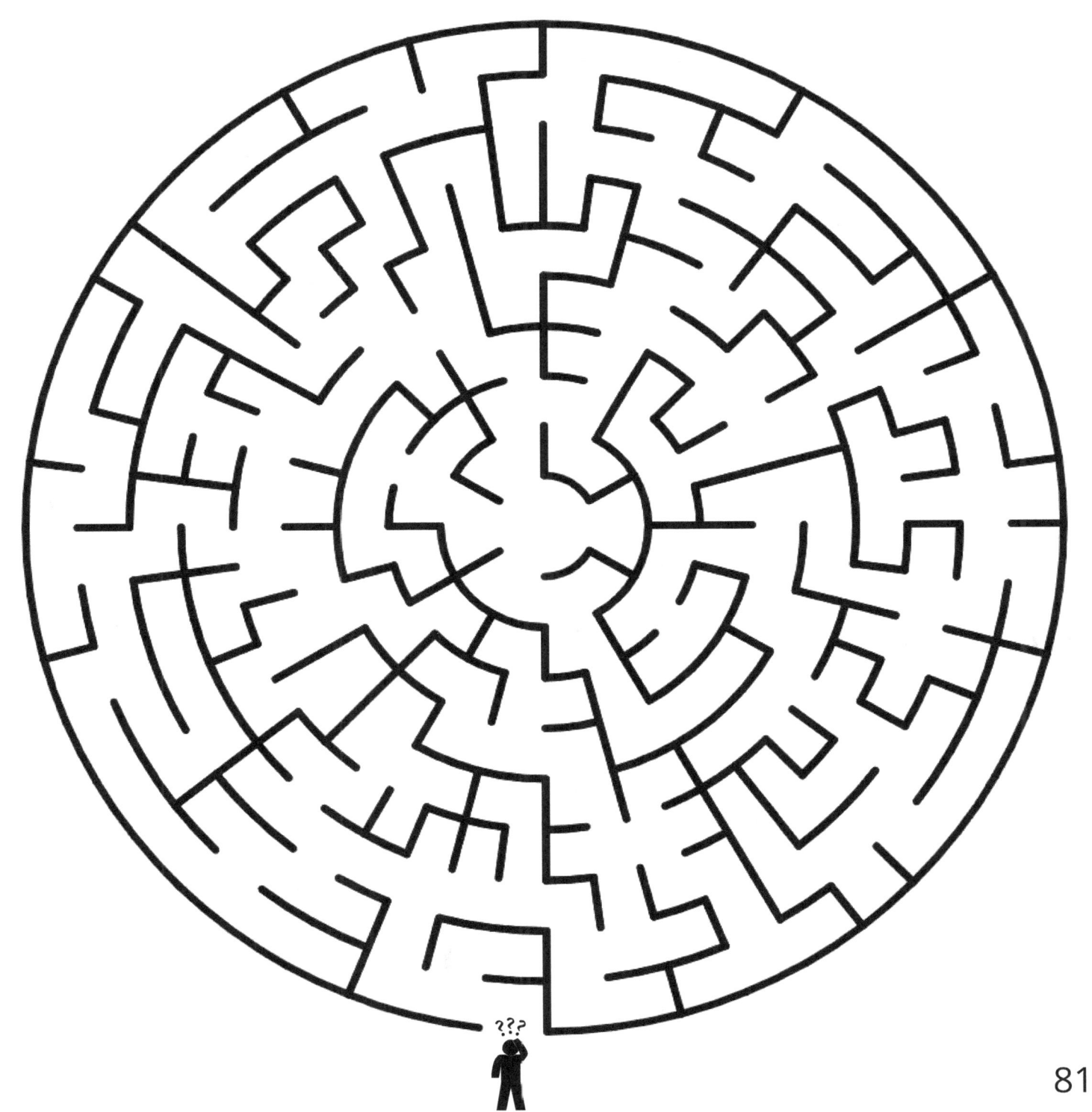

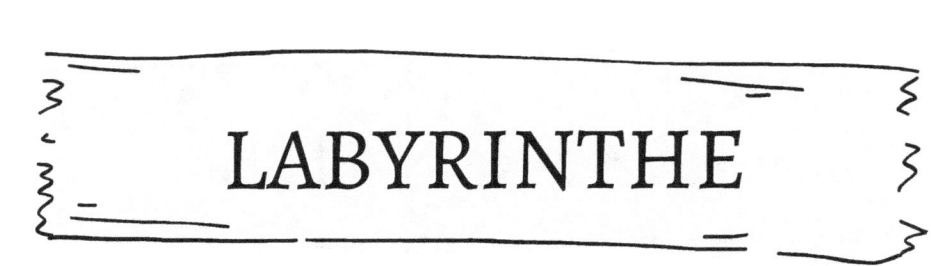

LABYRINTHE

Finden Sie den Ausweg. Der Einstiegspunkt ist durch den Pfeil gekennzeichnet.

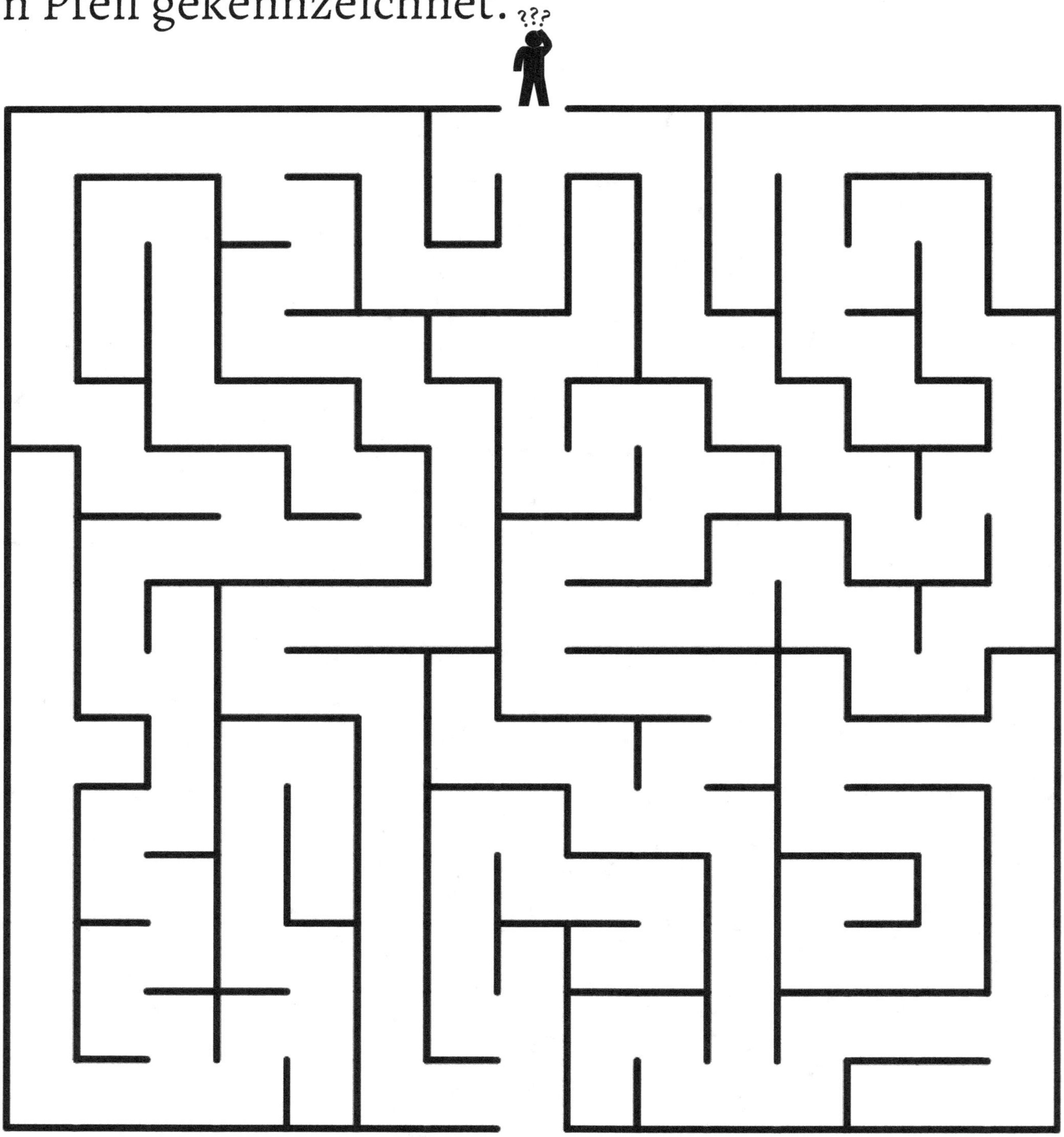

LABYRINTHE

Finden Sie den Ausweg. Der Einstiegspunkt ist durch den Pfeil gekennzeichnet.

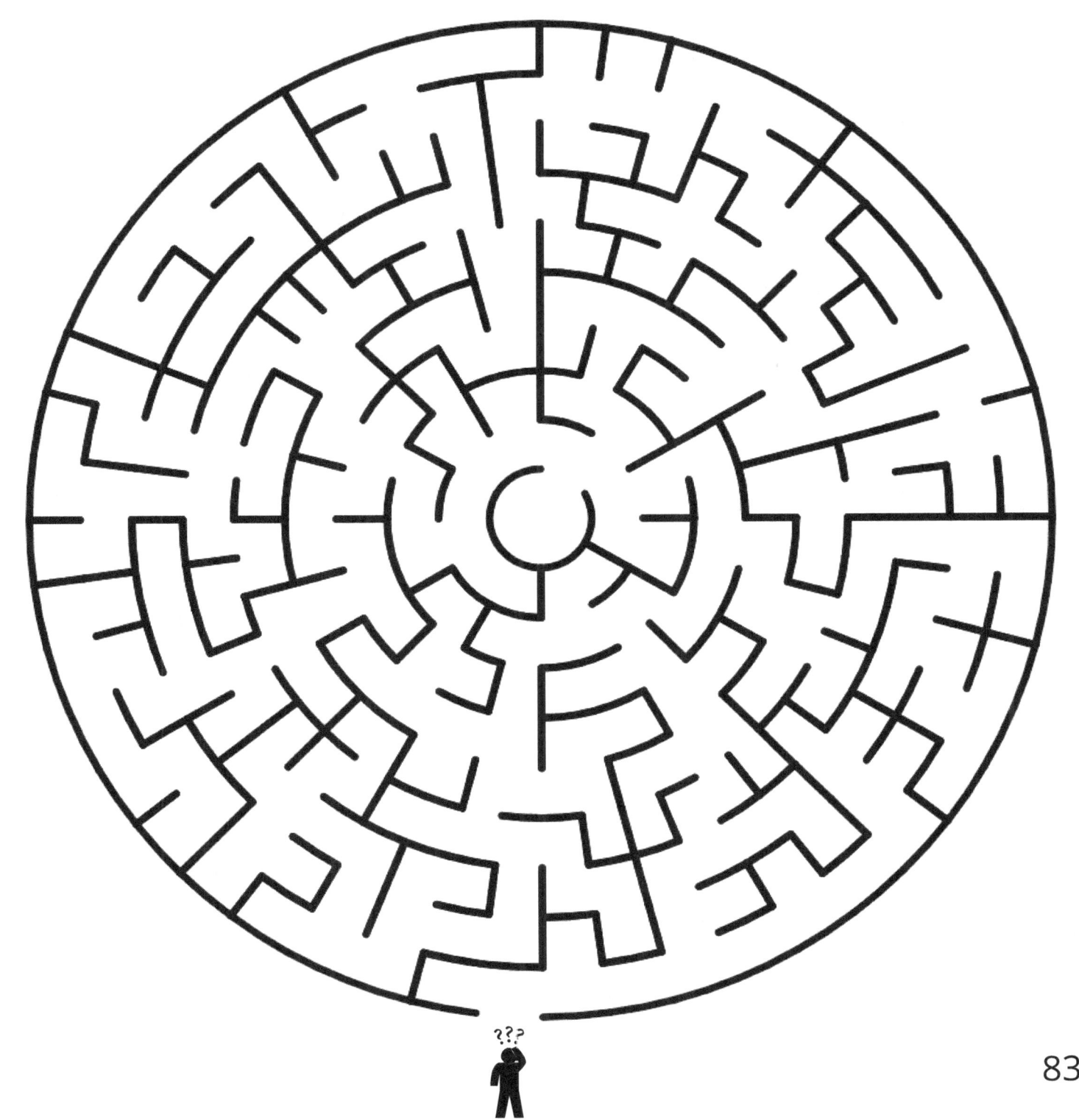

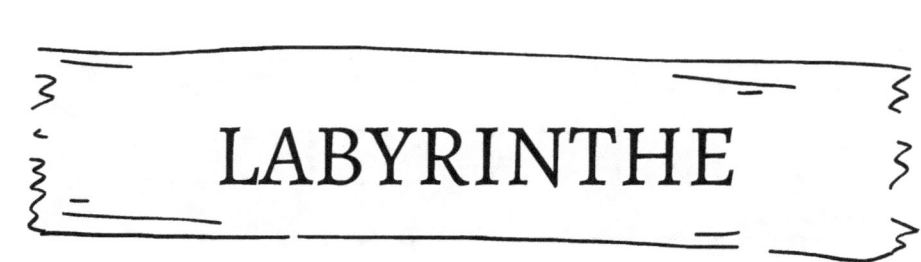

LABYRINTHE

Finden Sie den Ausweg. Der Einstiegspunkt ist durch den Pfeil gekennzeichnet.

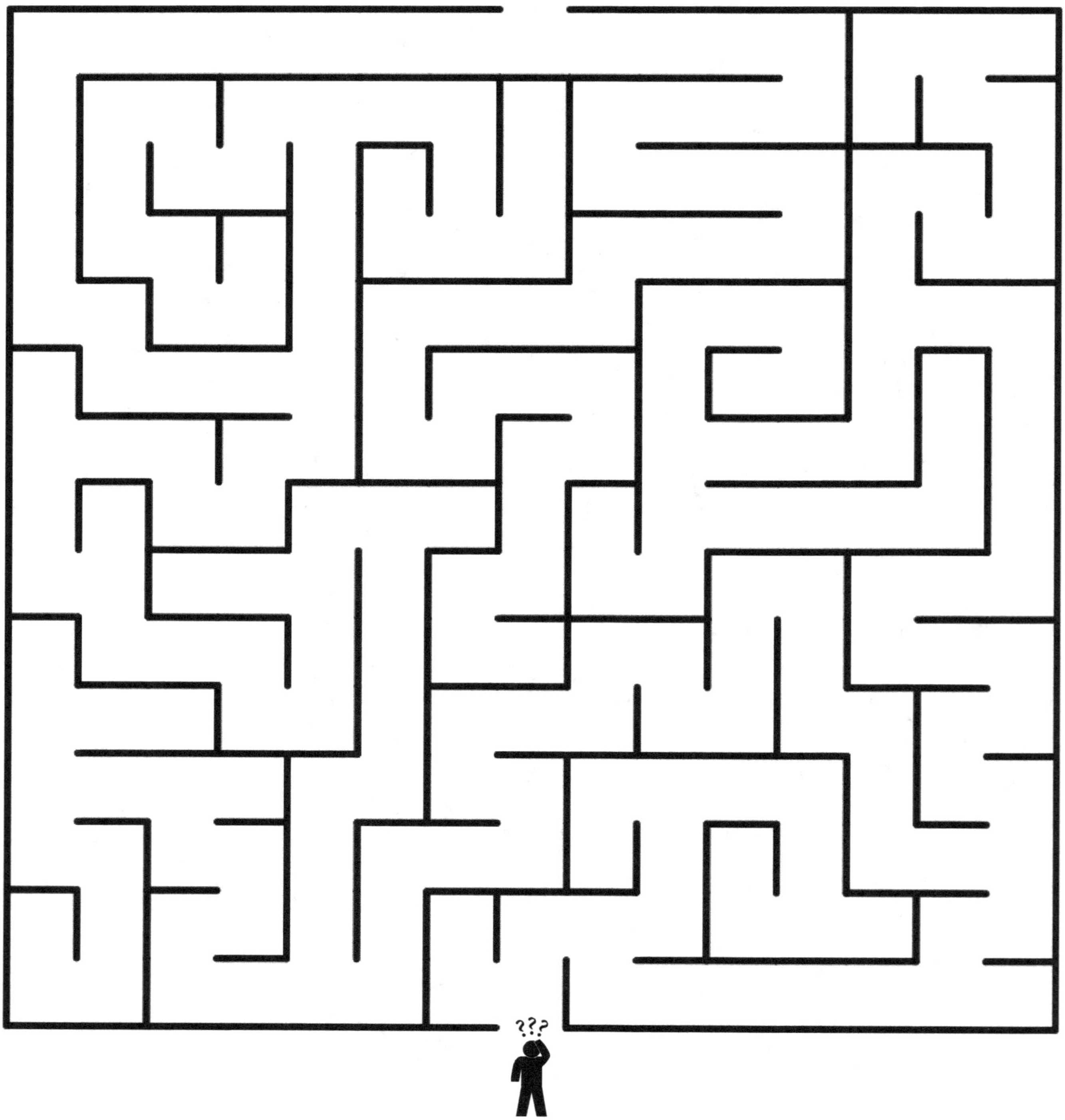

LABYRINTHE

Finden Sie den Ausweg. Der Einstiegspunkt ist durch den Pfeil gekennzeichnet.

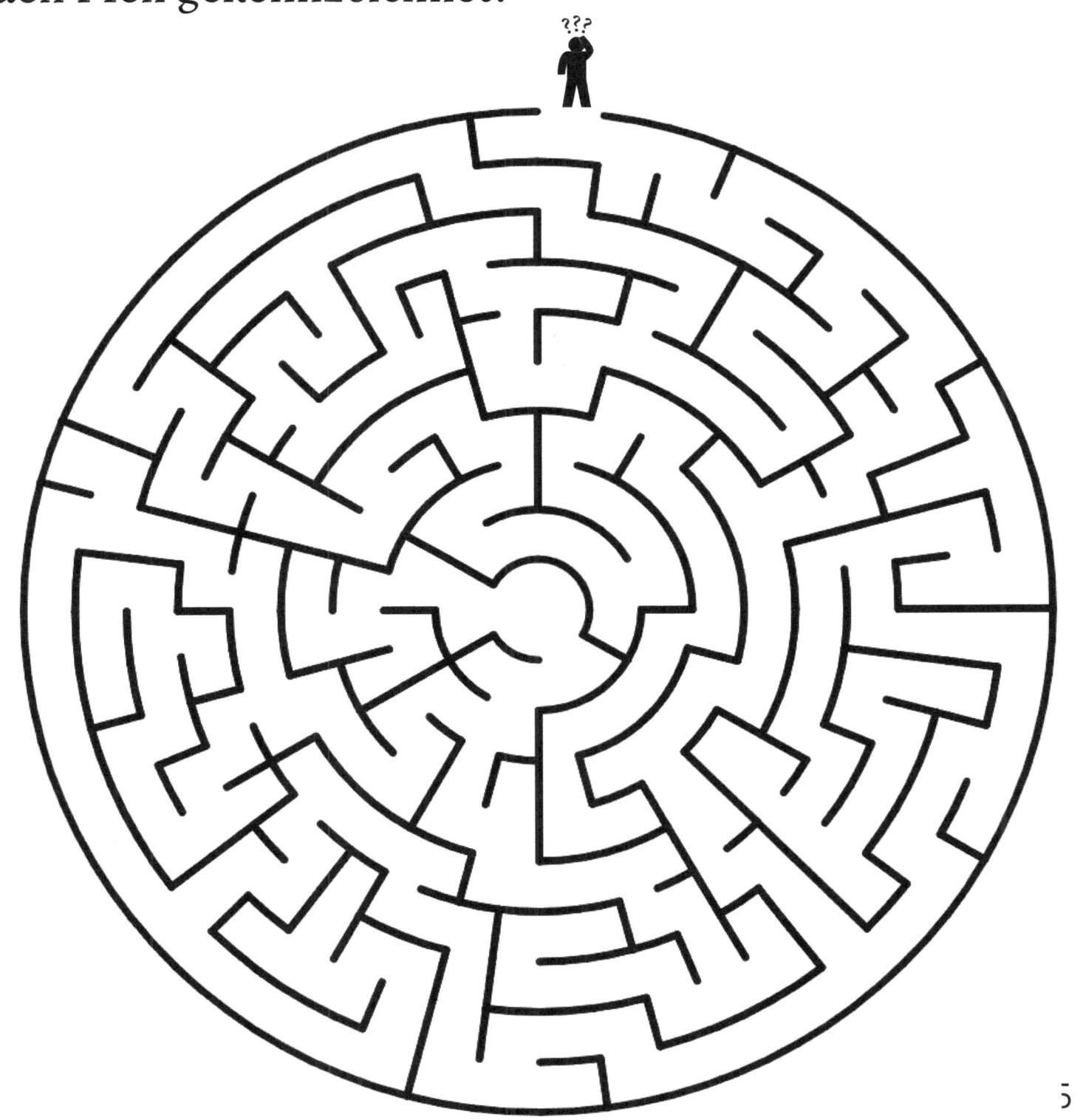

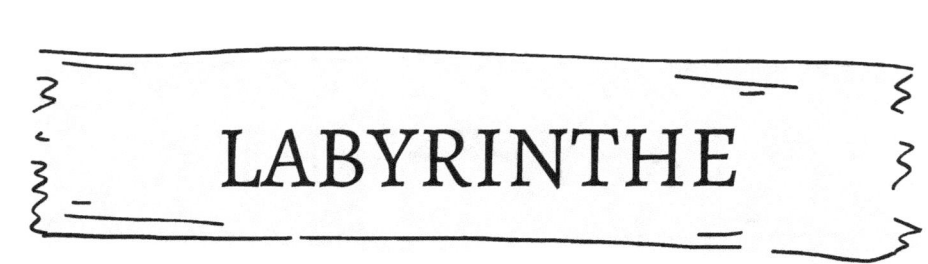

LABYRINTHE

Finden Sie den Ausweg. Der Einstiegspunkt ist durch den Pfeil gekennzeichnet.

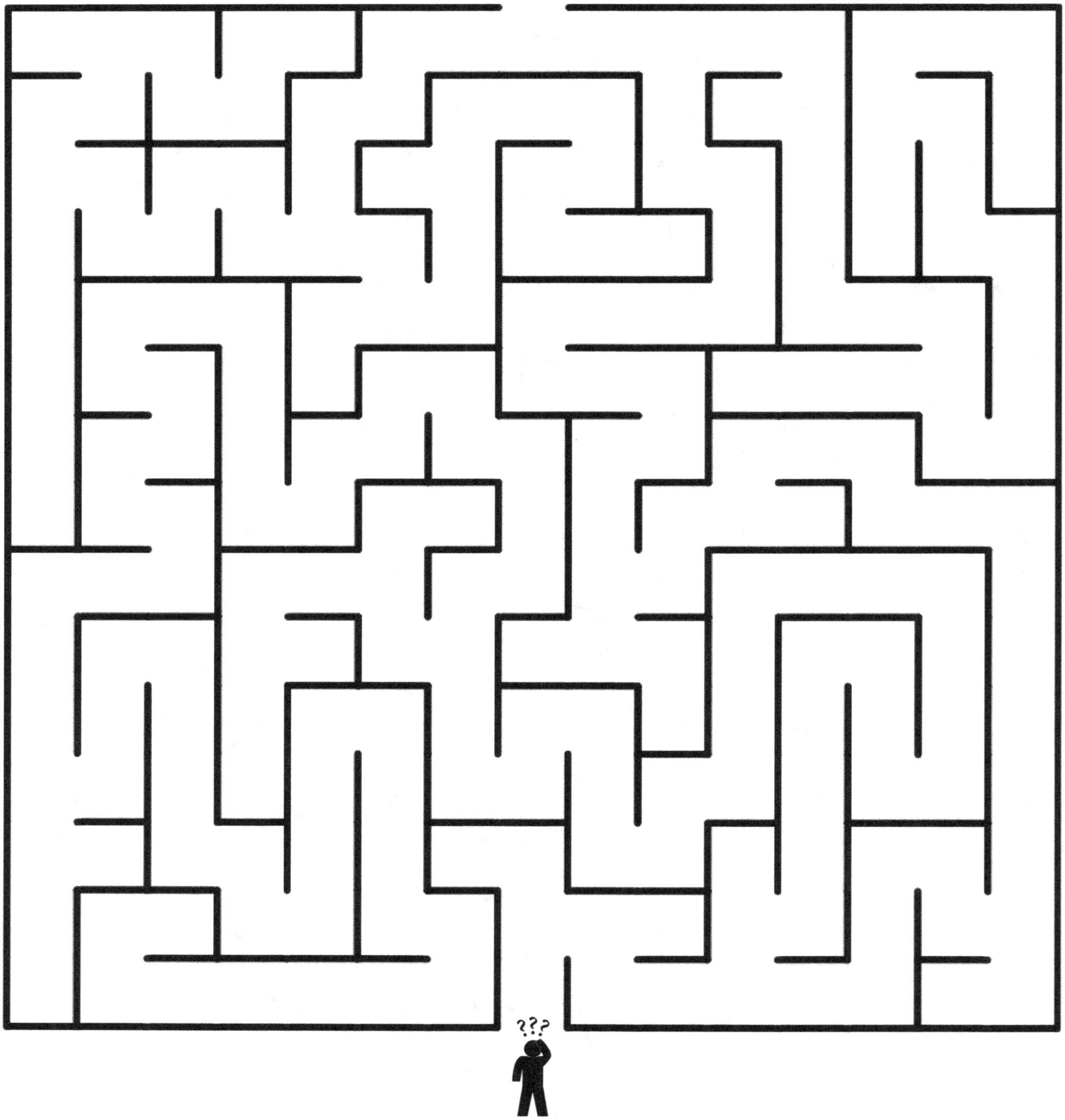

LABYRINTHE

Finden Sie den Ausweg. Der Einstiegspunkt ist durch den Pfeil gekennzeichnet.

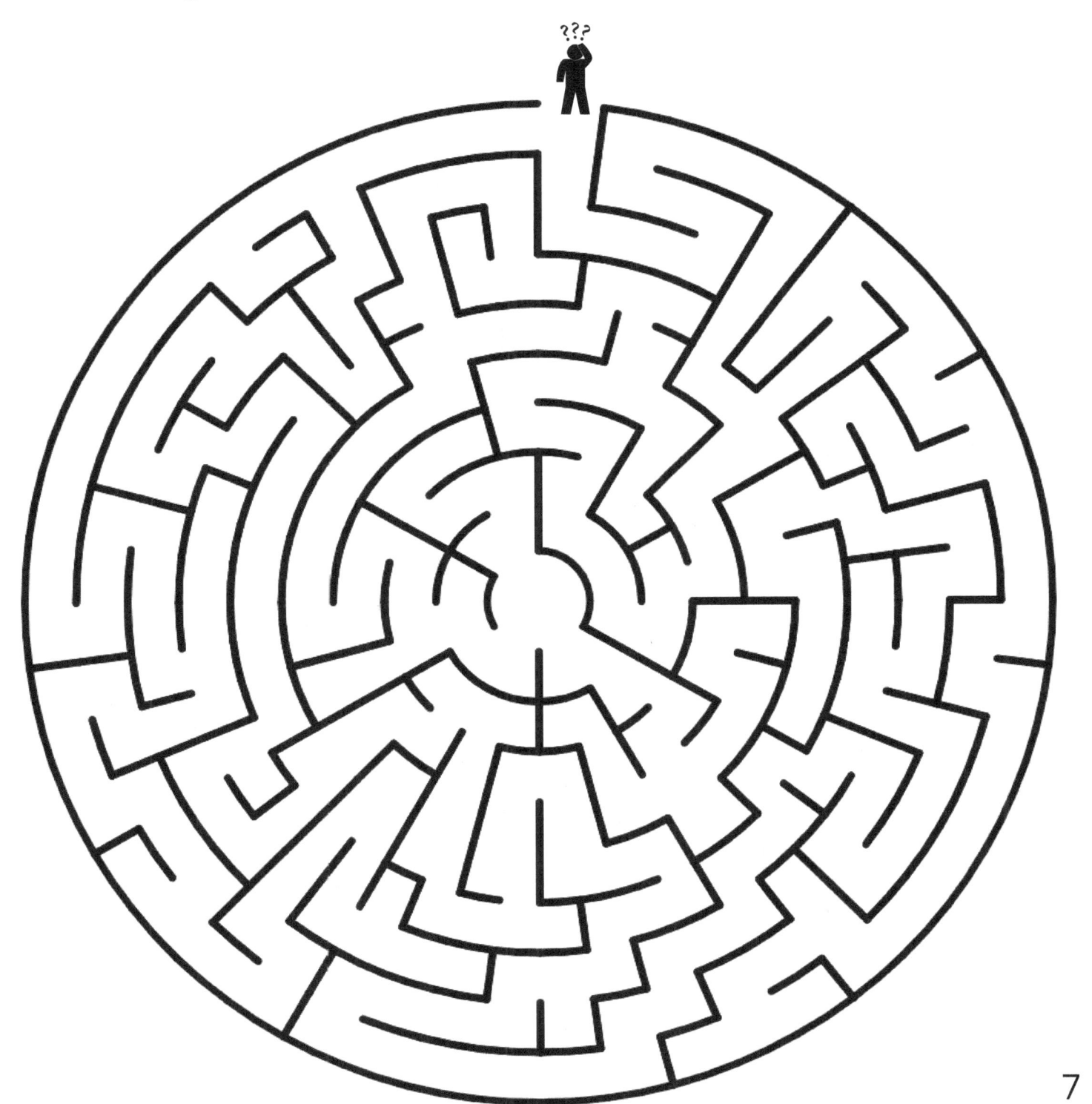

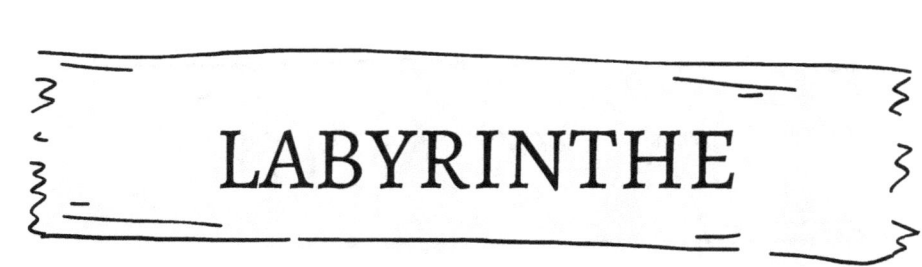

LABYRINTHE

Finden Sie den Ausweg. Der Einstiegspunkt ist durch den Pfeil gekennzeichnet.

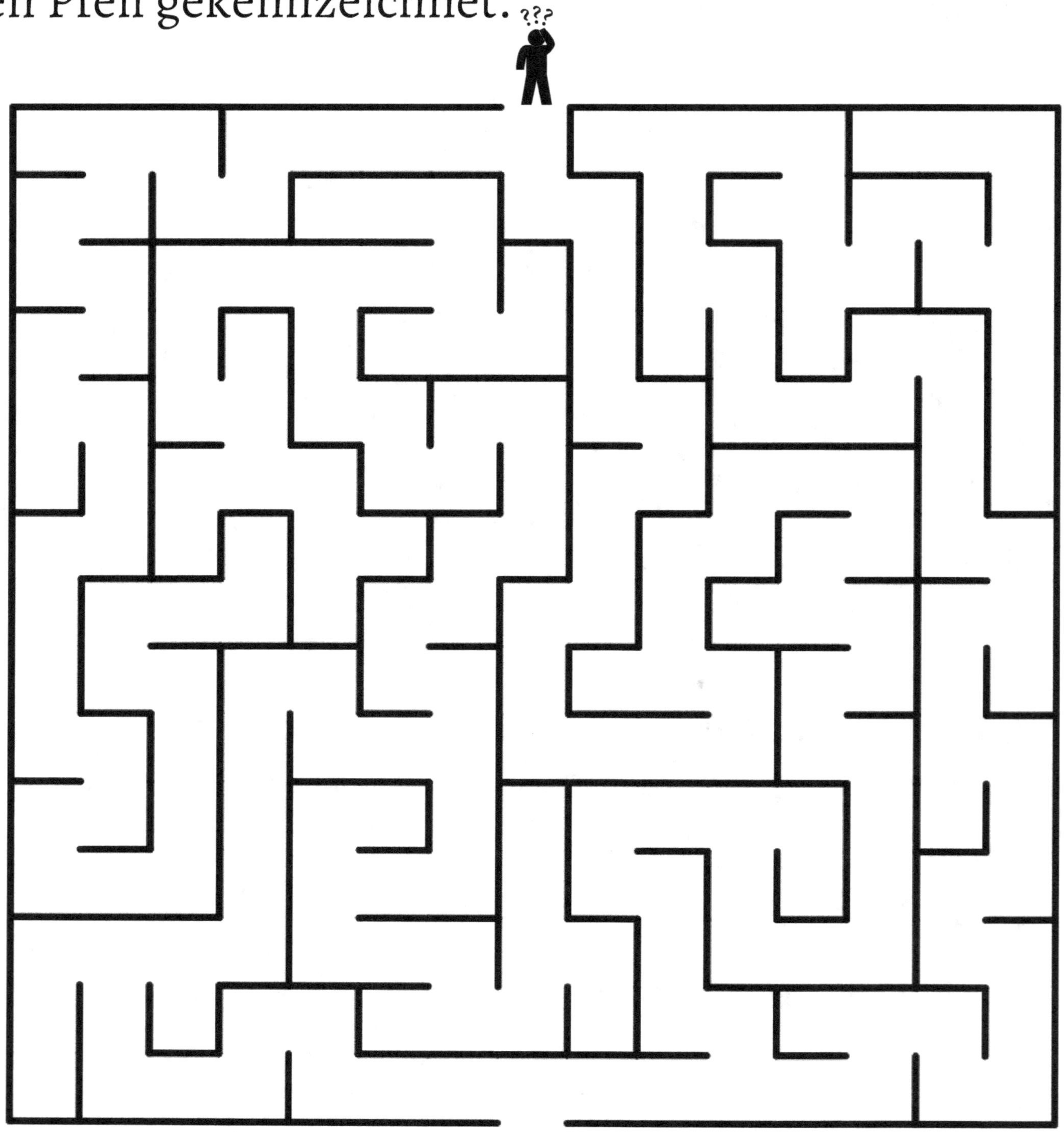

LABYRINTHE

Finden Sie den Ausweg. Der Einstiegspunkt ist durch den Pfeil gekennzeichnet.

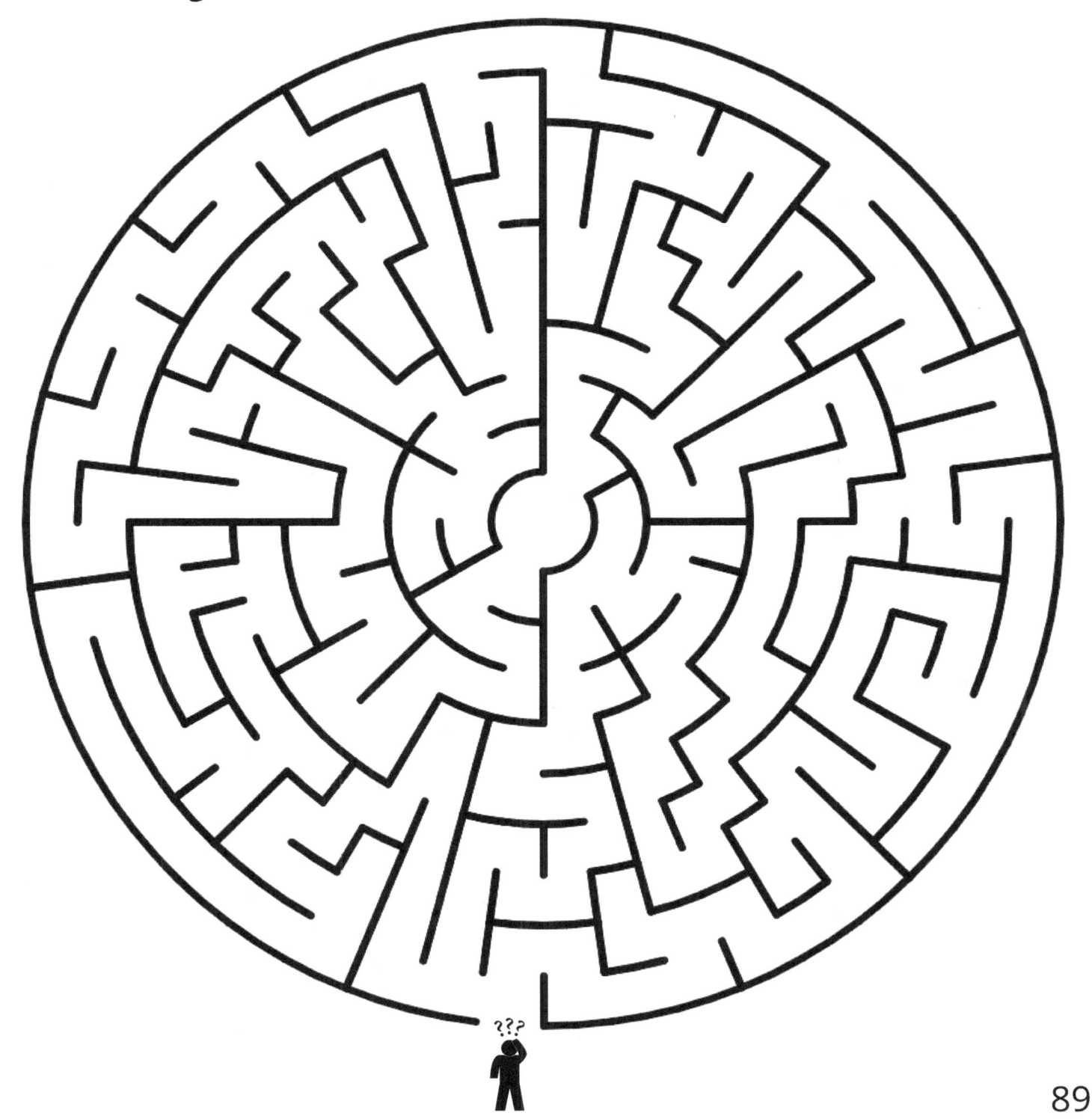

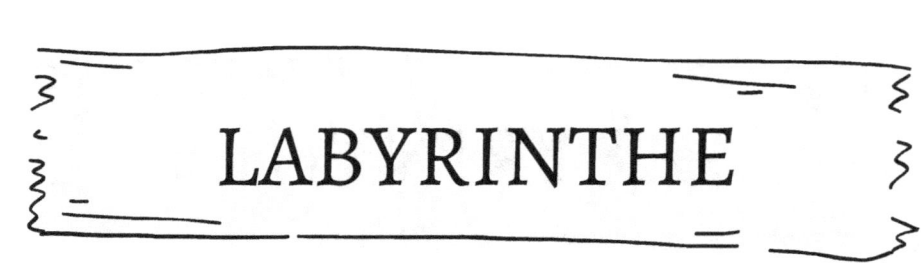

LABYRINTHE

Finden Sie den Ausweg. Der Einstiegspunkt ist durch den Pfeil gekennzeichnet.

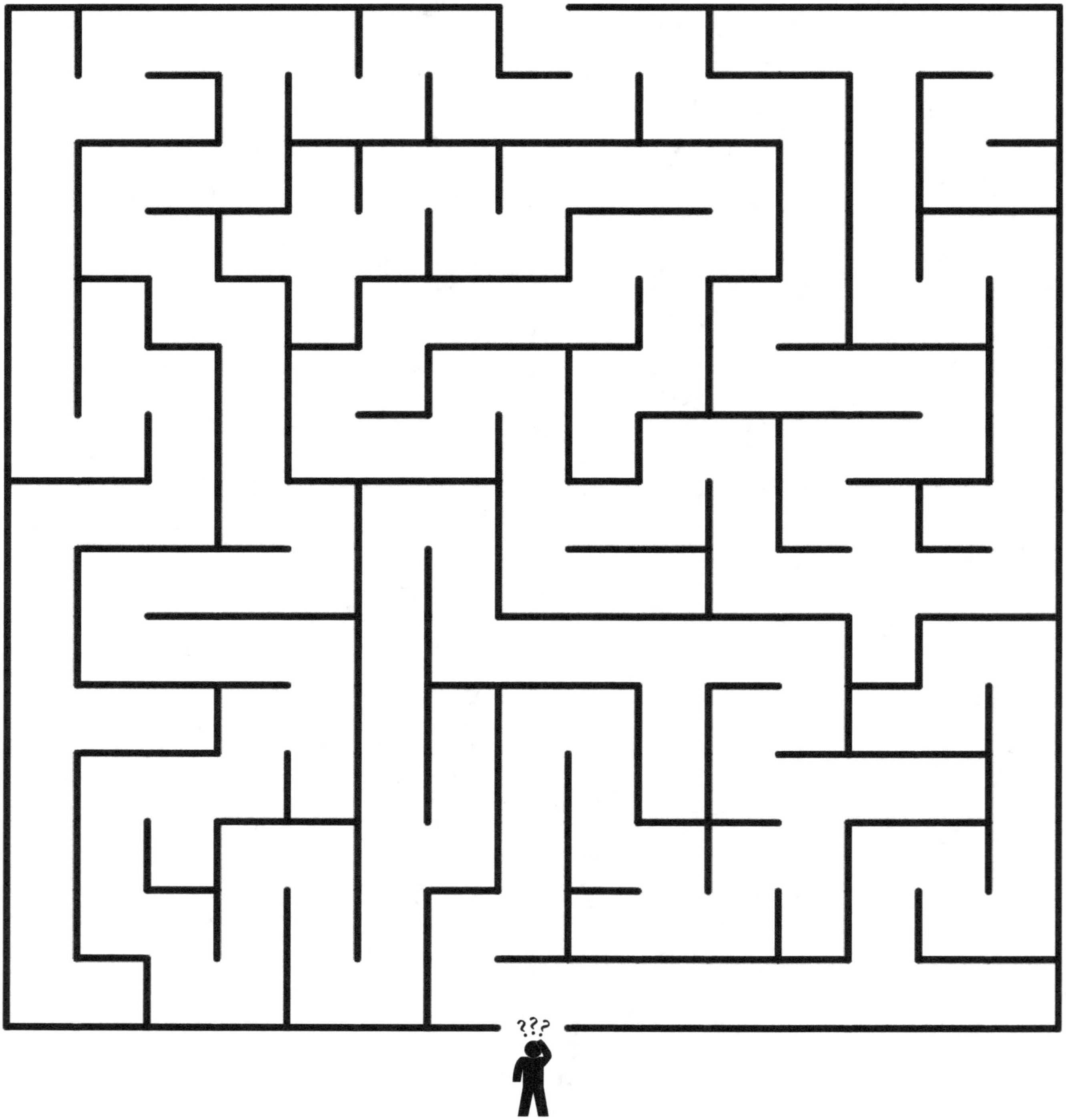

LABYRINTHE

Finden Sie den Ausweg. Der Einstiegspunkt ist durch den Pfeil gekennzeichnet.

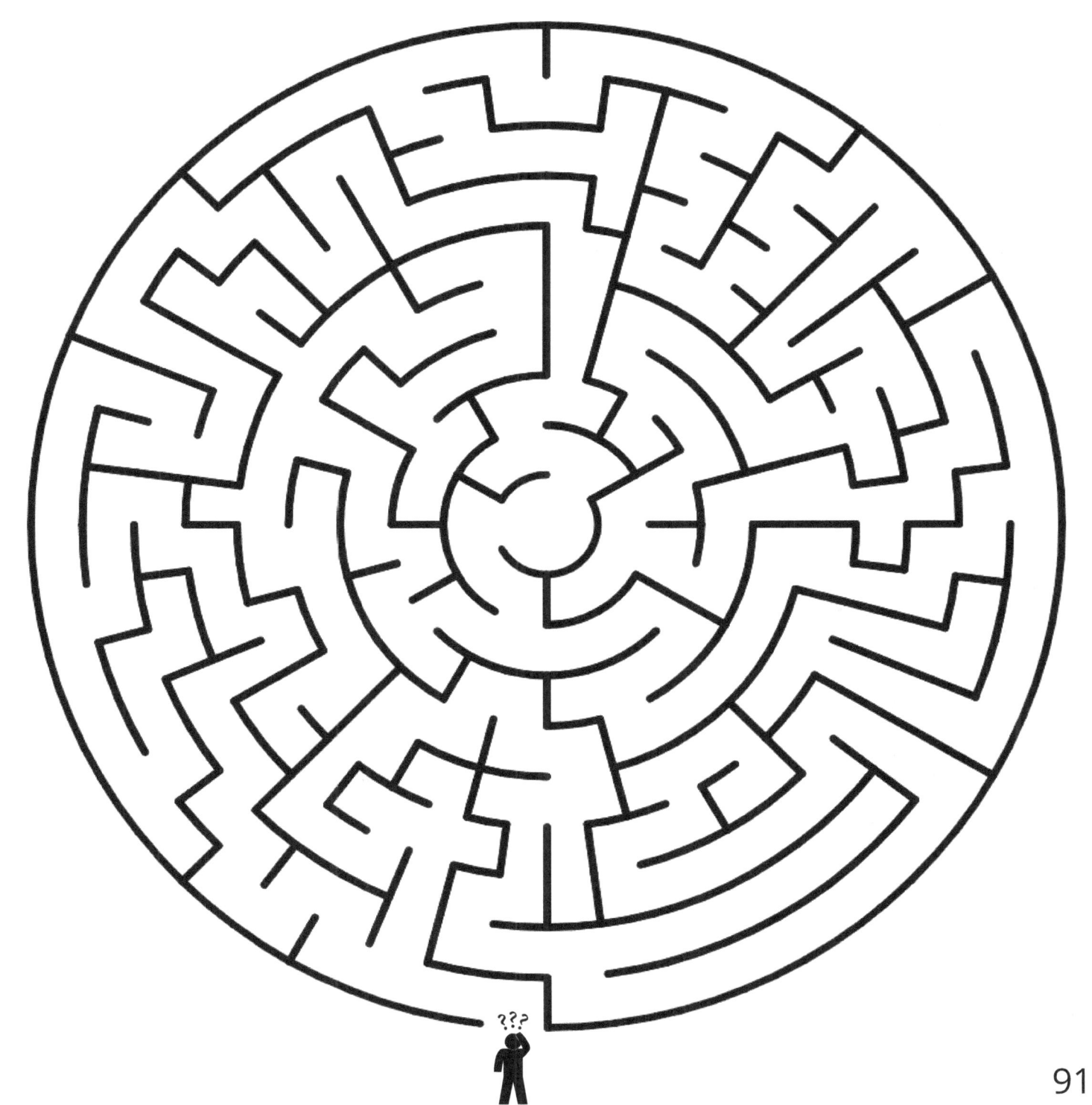

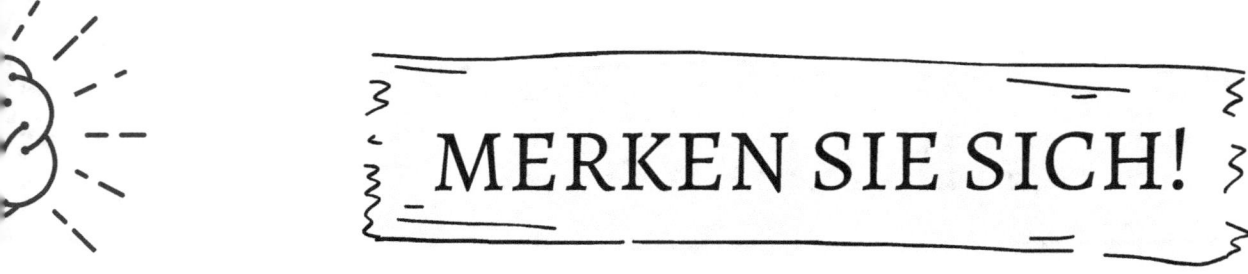

MERKEN SIE SICH!

Speichern Sie die Position der Kreise in der Tabelle und übertragen Sie sie auf die nächste Seite.

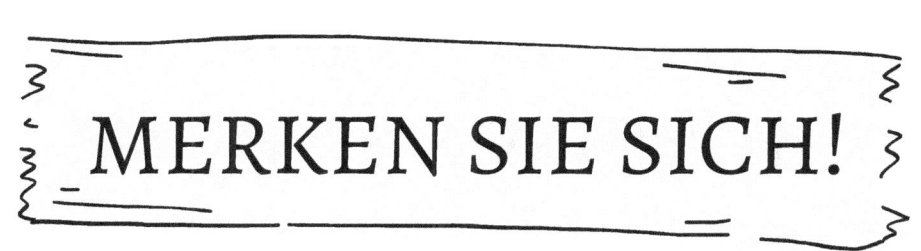

MERKEN SIE SICH!

Zeichne die Kreise genau an die Stelle, an der sie waren.

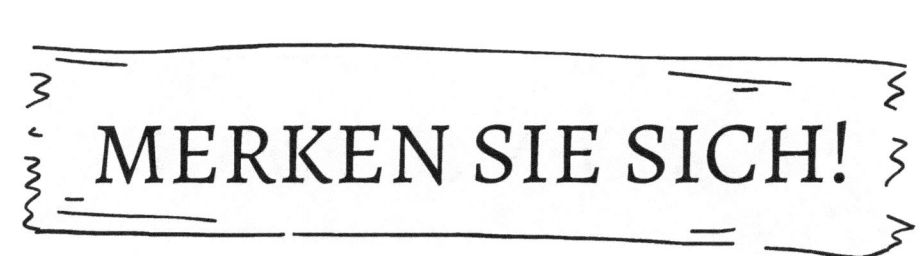

MERKEN SIE SICH!

Speichern Sie die Position der Kreise in der Tabelle und übertragen Sie sie auf die nächste Seite.

				●
	●			
			●	
				●
	●			

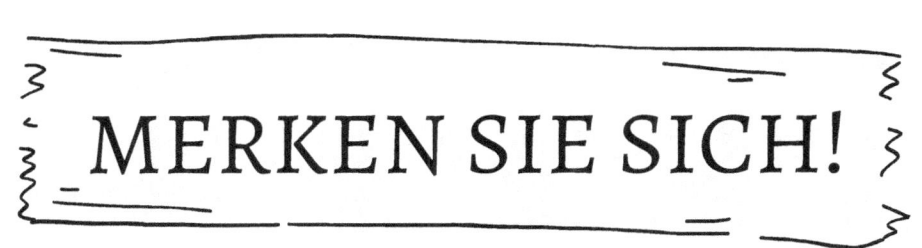 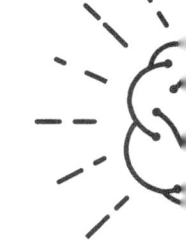

MERKEN SIE SICH!

Zeichne die Kreise genau an die Stelle, an der sie waren.

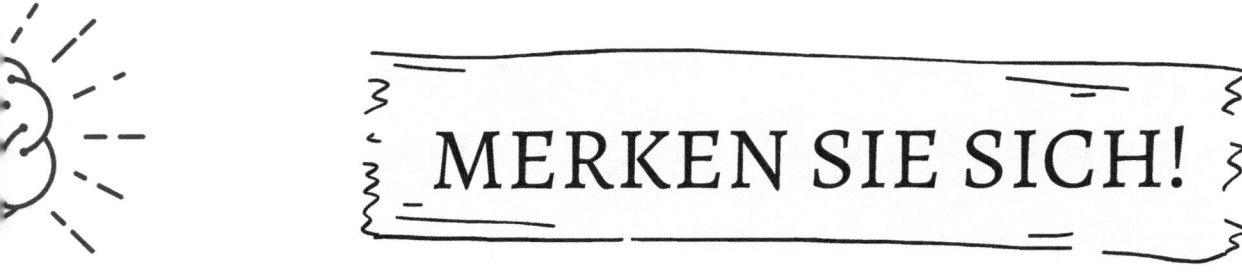

MERKEN SIE SICH!

Speichern Sie die Position der Kreise in der Tabelle und übertragen Sie sie auf die nächste Seite.

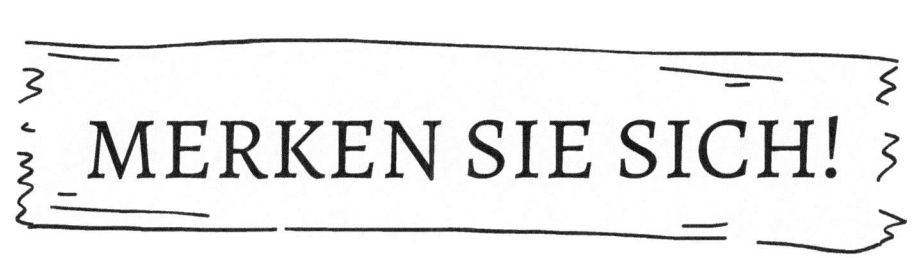

MERKEN SIE SICH!

Zeichne die Kreise genau an die Stelle, an der sie waren.

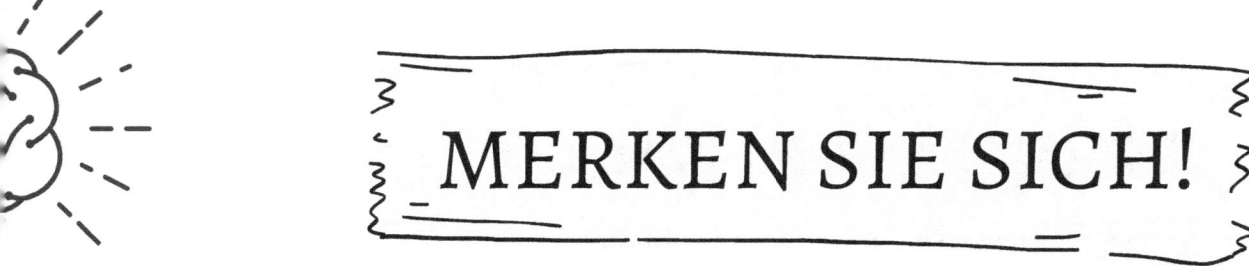

MERKEN SIE SICH!

Speichern Sie die Position der Kreise in der Tabelle und übertragen Sie sie auf die nächste Seite.

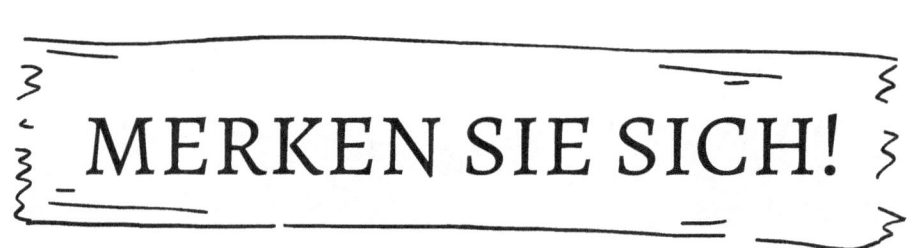 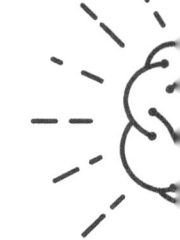

MERKEN SIE SICH!

Zeichne die Kreise genau an die Stelle, an der sie waren.

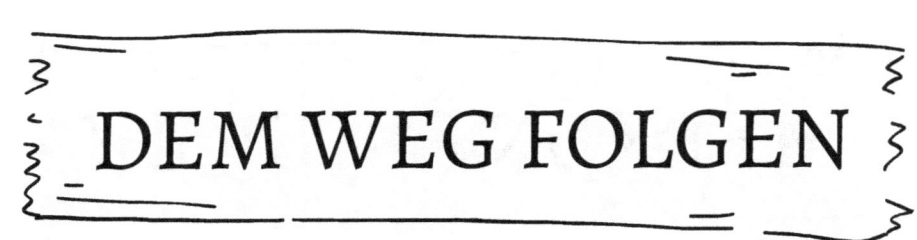

DEM WEG FOLGEN

Beobachte den Verlauf der Linie und zeichne sie dann daneben nach. Achtung: Sie darf nur die Punkte auf der linken Seite verbinden, nicht die anderen!

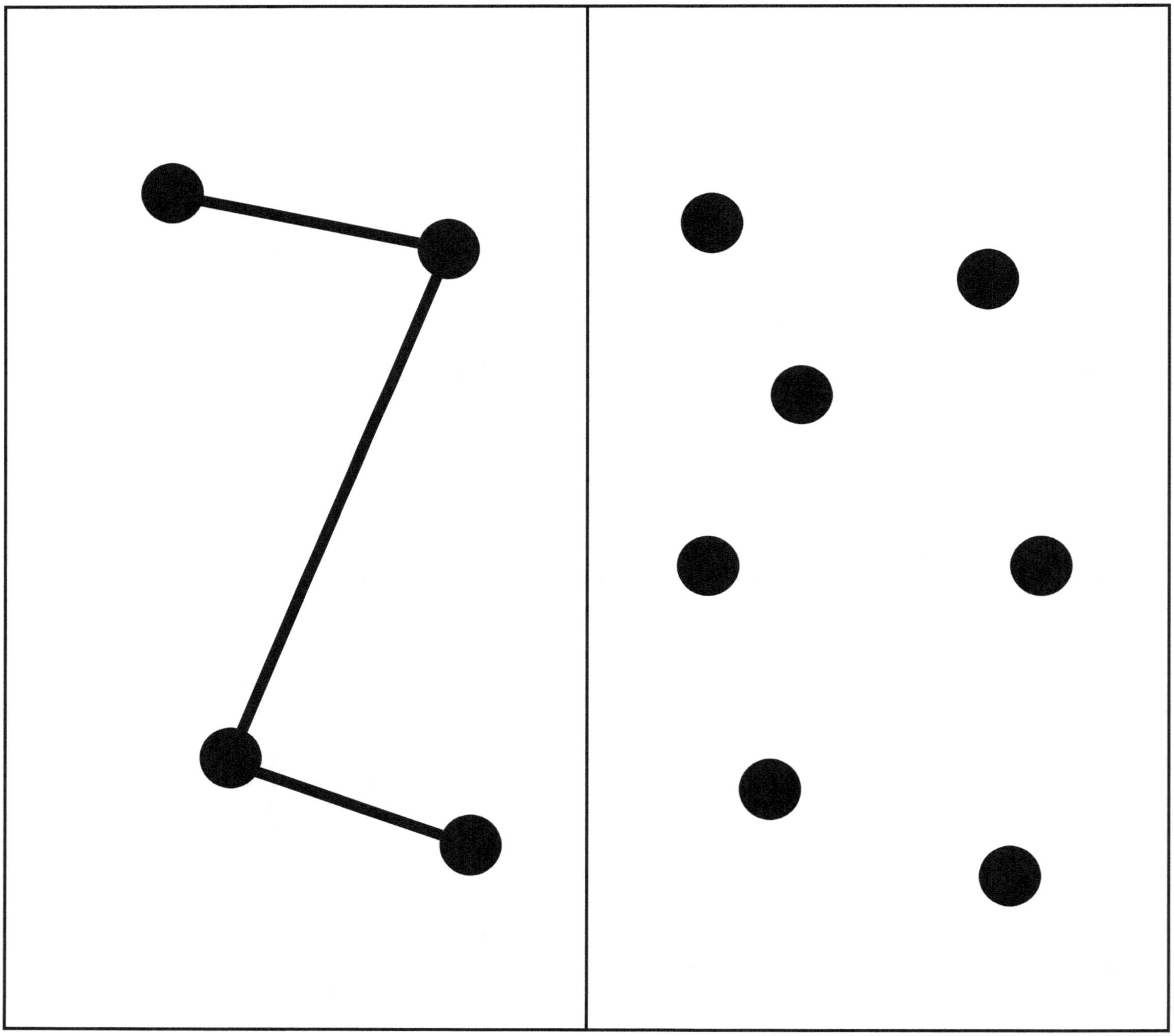

DEM WEG FOLGEN

Beobachte den Verlauf der Linie und zeichne sie dann daneben nach. Achtung: Sie darf nur die Punkte auf der linken Seite verbinden, nicht die anderen!

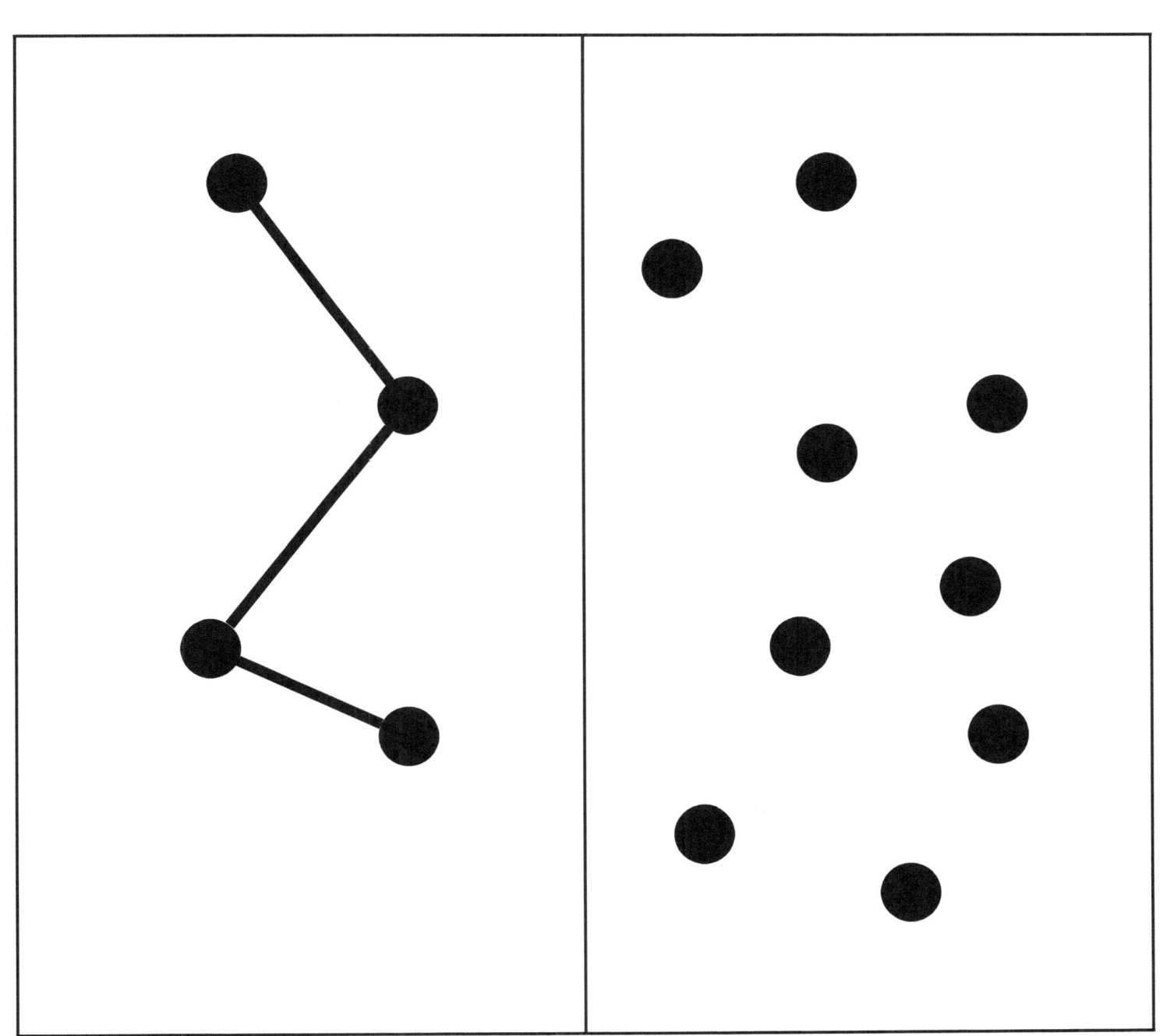

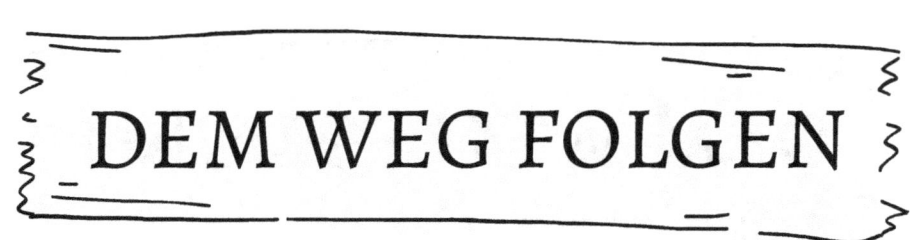

DEM WEG FOLGEN

Beobachte den Verlauf der Linie und zeichne sie dann daneben nach. Achtung: Sie darf nur die Punkte auf der linken Seite verbinden, nicht die anderen!

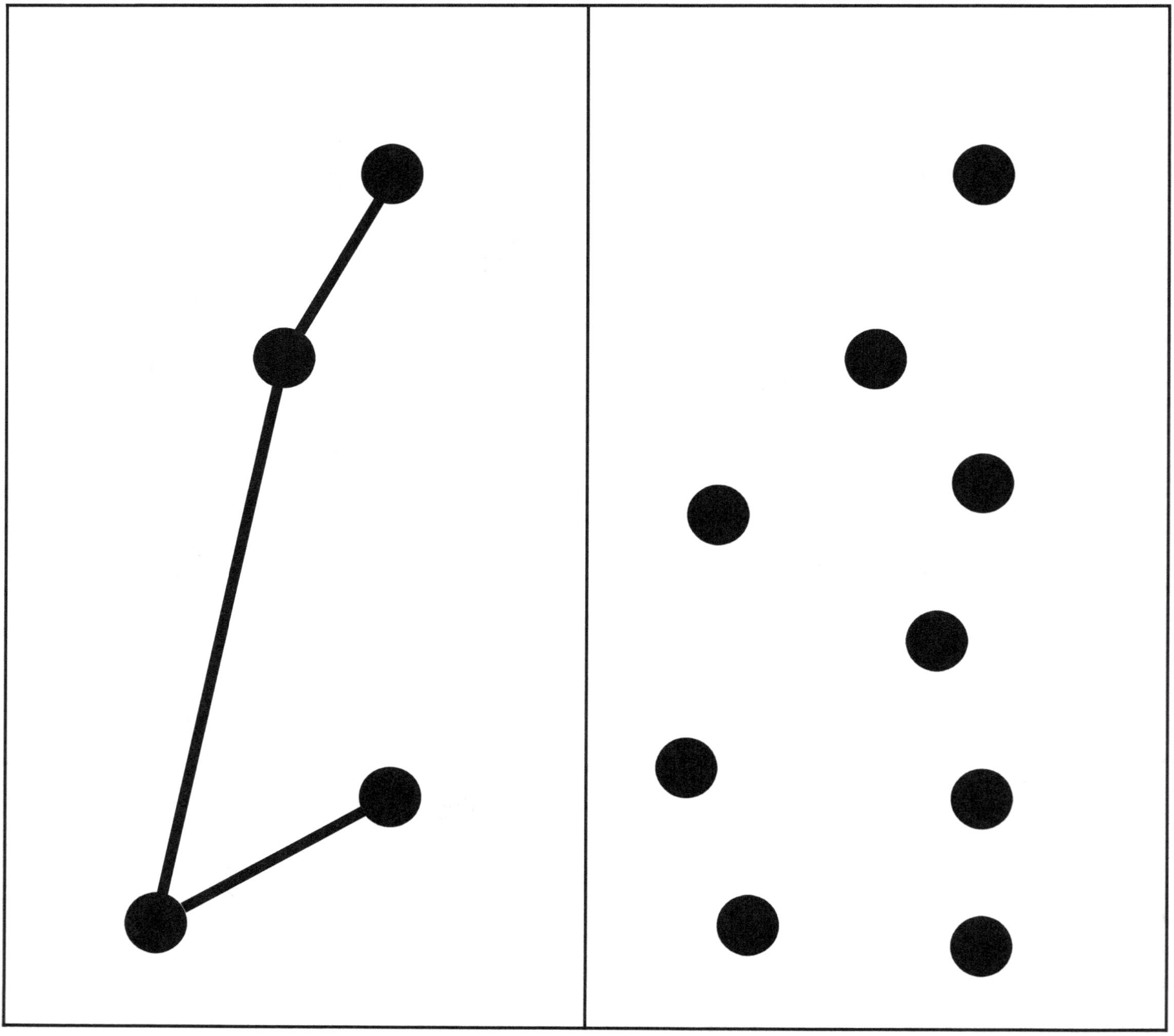

DEM WEG FOLGEN

Beobachte den Verlauf der Linie und zeichne sie dann daneben nach. Achtung: Sie darf nur die Punkte auf der linken Seite verbinden, nicht die anderen!

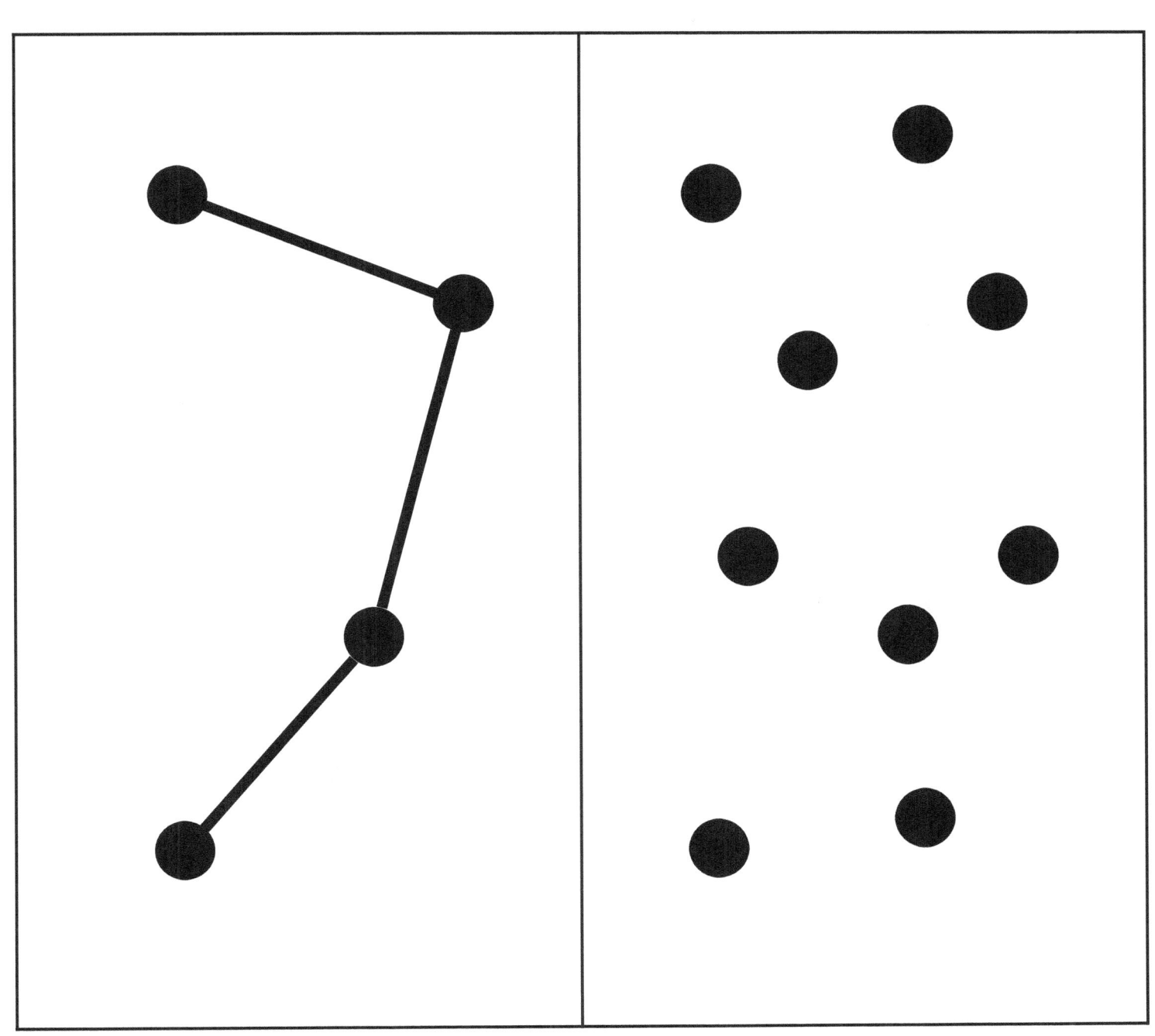

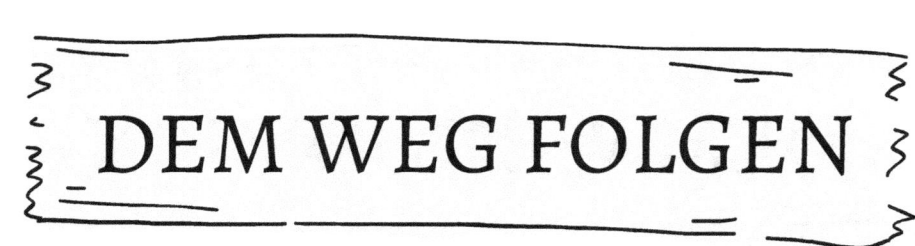

DEM WEG FOLGEN

Beobachte den Verlauf der Linie und zeichne sie dann daneben nach. Achtung: Sie darf nur die Punkte auf der linken Seite verbinden, nicht die anderen!

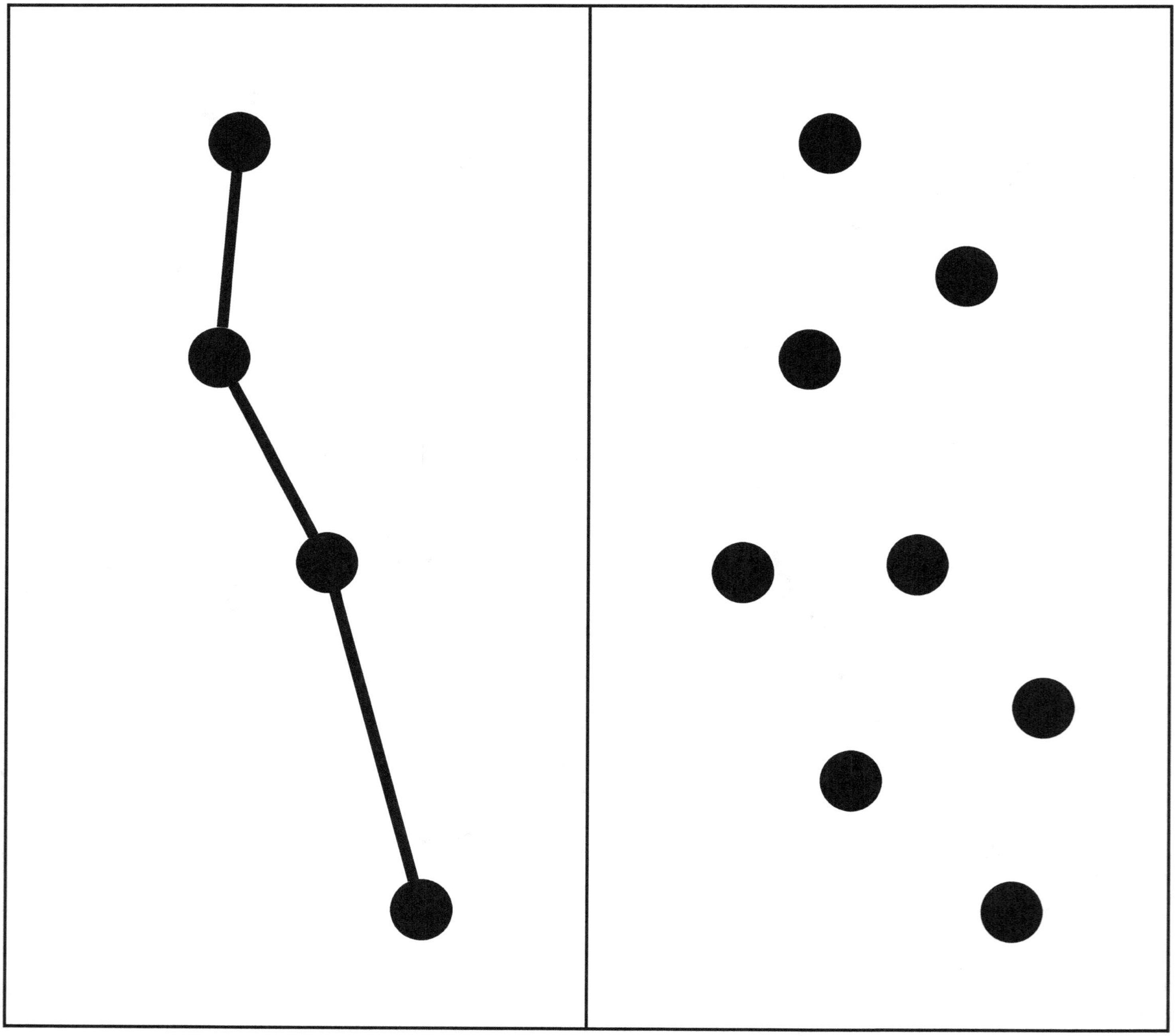

DEM WEG FOLGEN

Beobachte den Verlauf der Linie und zeichne sie dann daneben nach. Achtung: Sie darf nur die Punkte auf der linken Seite verbinden, nicht die anderen!

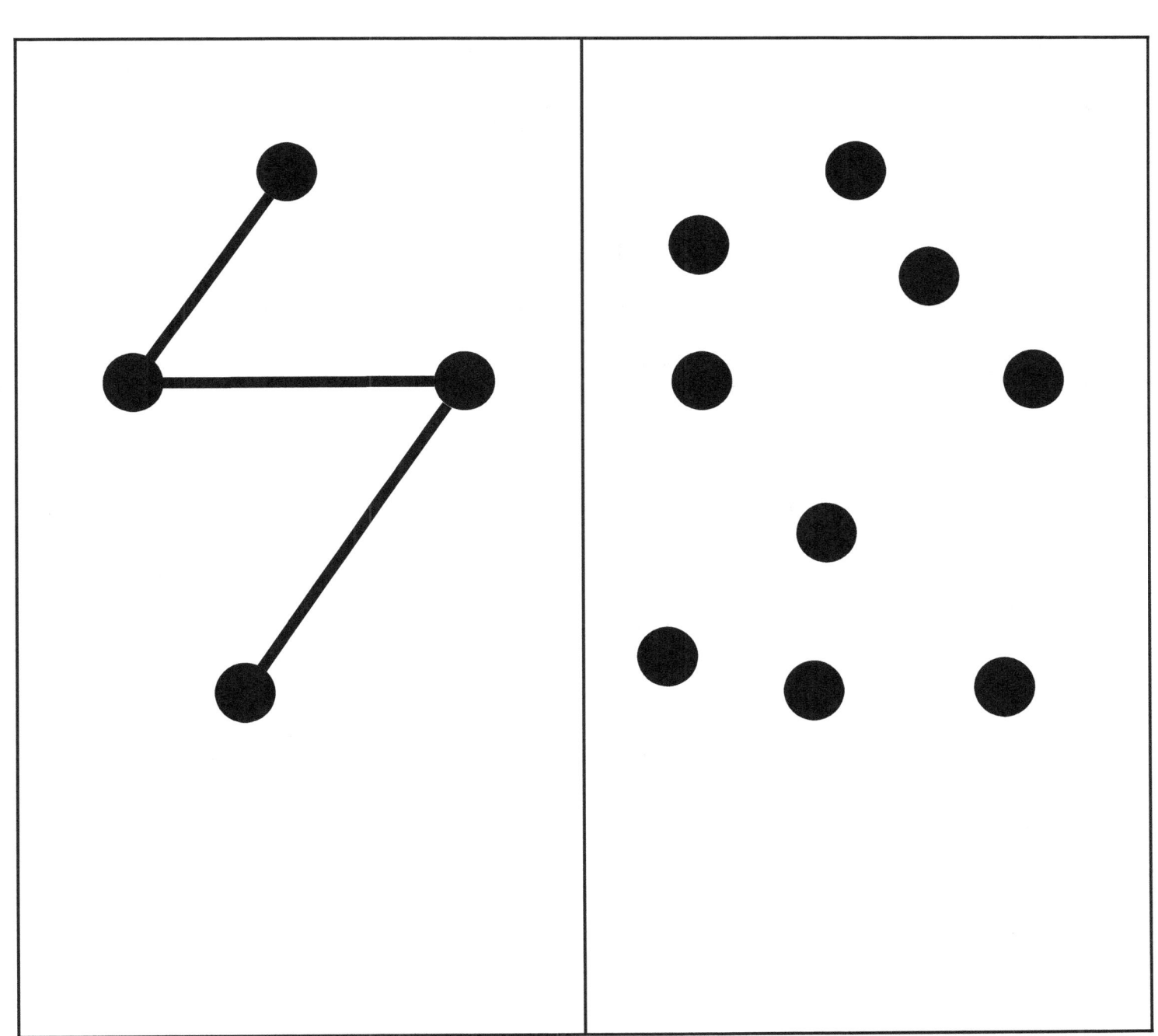

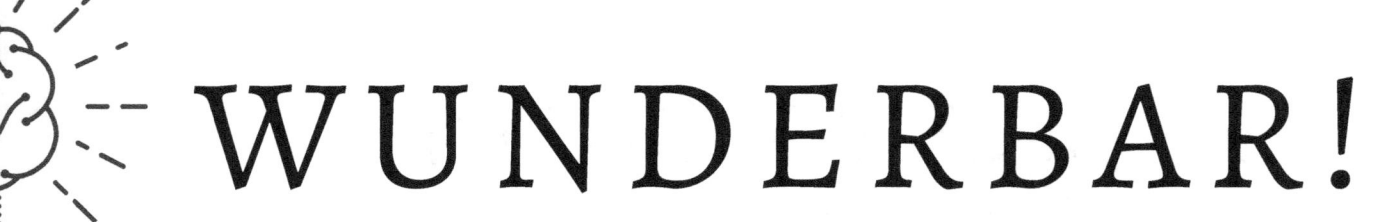

WUNDERBAR!

Durch diese Aktivitäten haben Sie Ihr Gehirn ständig trainiert. Sie haben Ihre neuronalen Schaltkreise gestärkt, und das wird Ihnen bei Ihren täglichen Aktivitäten sicherlich helfen.

Trainieren Sie immer Ihren Geist, geben Sie nicht auf und denken Sie daran, Zeit mit Ihren Lieben zu verbringen.

In der Hoffnung, dass Ihnen das Buch gefallen hat, freue ich mich darauf, Sie in meinen anderen Werken zu sehen!

Passen Sie auf sich selbst und auf die, die Sie lieben, auf.

Dr. A. Spinello

www.ingramcontent.com/pod-product-compliance
Lightning Source LLC
Chambersburg PA
CBHW082138290526

45794CB00008B/3086